代替疾病治疗

用常识

告别成瘾

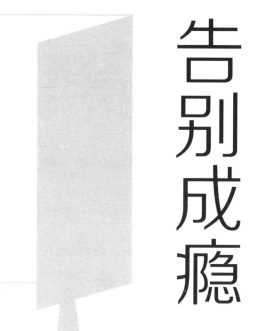

[美] 斯坦顿·皮尔（Stanton Peele）
&
[美] 扎克·罗兹（Zach Rhoads）

———————著

吴梦阳　蒋华　徐定　奚瑾

———————译

Outgrowing Addiction:
With Common Sense Instead of
"Disease" Therapy

U0381628

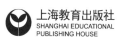
上海教育出版社
SHANGHAI EDUCATIONAL
PUBLISHING HOUSE

Originally published in the U.S. by Upper Access Books, 87 Upper Access Road, Hinesburg, Vermont 05461
Copyright © 2019 by Stanton Peele and Zach Rhoads

The simplified Chinese translation rights arranged through Rightol Media
（本书中文简体版本经由锐拓传媒取得，Email：copyright@rightol.com）
上海市版权局著作权合同登记号　图字09-2020-949号

**图书在版编目（CIP）数据**

告别成瘾：用常识代替疾病治疗 / (美) 斯坦顿·皮尔，(美) 扎克·罗兹著；吴梦阳等译.— 上海:上海教育出版社, 2020.9
ISBN 978-7-5720-0209-0

Ⅰ.①告… Ⅱ.①斯… ②扎… ③吴… Ⅲ.①药瘾 - 自然疗法
Ⅳ.①R595.4

中国版本图书馆CIP数据核字(2020)第175916号

责任编辑　徐凤娇　金亚静
书籍设计　陆　弦

**告别成瘾：** 用常识代替疾病治疗
Gaobie Chengyin: Yong Changshi Daiti Jibing Zhiliao
[美] 斯坦顿·皮尔　[美] 扎克·罗兹　著
吴梦阳　蒋华　徐定　奚瑾　译

出版发行　上海教育出版社有限公司
官　　网　www.seph.com.cn
地　　址　上海市永福路123号
邮　　编　200031
印　　刷　上海叶大印务发展有限公司
开　　本　890×1240　1/32　印张 7.75
字　　数　179 千字
版　　次　2020年10月第1版
印　　次　2020年10月第1次印刷
书　　号　ISBN 978-7-5720-0209-0/B·0006
定　　价　38.00 元

如发现质量问题，读者可向本社调换　电话：021-64377165

# 前言

对任何一个喜欢阅读斯坦顿·皮尔作品的人来说，他的新作《告别成瘾：用常识代替疾病治疗》都是一场新的盛宴。层出不穷的研究一次次证实了他在 40 年前的作品《爱与成瘾》（*Love and Addiction*）中阐述的关于成瘾与摆脱成瘾的观点。

皮尔与罗兹将最新的科学发现与文化研究融入这本书中。他们提出，认为成瘾是病理性的并无好处，因为虽然成瘾极大地影响个体的身心（并不仅仅影响大脑），但大部分人能够摆脱成瘾（也有方法能够加快这一过程），走上追求有价值、有建设性的新生活之路就能够让人们完全超越自己，摆脱成瘾。

真实的改变故事在本书中随处可见。这些故事不仅鼓舞人心，而且清晰明了。读者见证了改变的过程，就能意识到，改变并非遥不可及。告别成瘾的方式与人们已经知道的如何改变自己的方式并无不同之处。

皮尔与罗兹将帮助你利用已有的优势来面对与处理现有的成瘾

问题。他们也为父母与孩子提供帮助，用清晰、有效的建议指导父母如何看待孩子的优势及发展过程。父母要顺势而为，而非削足适履。

汤姆·霍瓦斯（Tom Horvath）
博士，美国职业心理学委员会成员
实用康复心理小组（圣地亚哥）主席
SMART Recovery 公司创始总裁
成瘾心理学协会历任主席（美国心理学会第五十分会）

# 引言：为什么我们要写这本书

美国人总是对成瘾这件事谈虎色变，虽然这种恐惧十分合理，因为成瘾破坏和摧毁了上百万人的生活，但关于成瘾的事实往往让人困惑。在美国，我们限制止痛药的处方权，不断扩大成瘾治疗的范围，但因药物成瘾死亡的人数不减反增。与此同时，成瘾依然不断影响着我们自己、朋友与家人。

我们该如何帮助自己和他人有效地预防和解决成瘾问题？

很多美国人都天真地认为，我们能够抛下文化、社区的问题和个人问题不管，依靠药物解决成瘾问题和其他所有心理障碍。这种幻想来源于我们对医疗技术的信心，有时也来源于影响着我们与整个社会的宗教信仰，甚至来源于卖神药的古代江湖郎中还有他们的现代同行。

这种想法并不现实，因为我们的社会其实误解了什么是成瘾。在这本书中，我们将详细地阐述究竟什么是成瘾。更重要的是，我们将提出一个解决成瘾的新模型，目前已有充分的研究结果支持这一模型。比起美国现有的主流理论观点，即成瘾是一种疾病，我们命名的"成瘾的发展模型"为成瘾者提供了更乐观的预后。

本书并不是一本治疗手册，皮尔博士已经撰写过一系列类似的自助与治疗书籍。不过，我们依旧在附录 A 与附录 B 中列出了一些读者指南、父母指导手册与助人指导手册，以使读者能运用这本书中的概念帮助自己、自己的孩子和其他想要帮助的人。

围绕着自然康复与儿童发展等理论，我们发展出一系列帮助人们告别成瘾的原则，包括长期康复即自我成长，也讨论了如何通过小组或治疗师在当下帮助每一个成瘾的个体。

## 成瘾并非一种疾病

我们的发展模型与标准的病理性模型有何区别？区别在于：我们并不把成瘾看作一个永恒不变的人格特征，我们更倾向于把它看作随时间在个体生命中不断变化与流动的短暂印记，而且是随着我们的成长，大部分人都能消除的印记。我们中的每一个人都会在生命中遇到成瘾这个主题，而成瘾会对其中一些人造成更可怕也更深远的影响。

不论成瘾有多严重，我们相信，把它视为一种不可能摆脱的疾病限制了我们尝试康复的能力。这种病理化模型让我们对自己与未来过分悲观，使摆脱成瘾变得更加困难。这种观点本身的负面影响对青少年来说尤其明显。

人们似乎被成瘾困住了，在或长或短的时间里停止了对正常生活的追求。持续终身的成瘾相对而言较为罕见，实际上，对待成瘾最好的态度不是禁止人们的成瘾行为，而是允许、鼓励和帮助人们走上追求更有建设性的生活之路，从而获得更多的满足感与自我尊重。

当领悟了朝着更重要的目标前进是什么样的感受，学会如何让自己感到自己值得拥有人生的目标，开始自信地设计自己的目标时，人们——无论是儿童还是成人——都能够成功地告别成瘾。

成年后，大部分人的情绪都变得更加稳定，同时我们也在自己的生活中建立更多的联结，我们的行为能够影响他人，当然也影响着我们自己。这种成长让我们能够面对生命中遇到的各种难题，包括情绪问题，如焦虑或抑郁，以及现实中的工作或家庭问题。

这种典型的成长与康复模式组成了我们所说的成瘾发展模型的核心。

成瘾与康复都与社会有强烈关联。那些资源贫乏、缺少积极选择的社会群体更容易遇到成瘾问题，也更难康复。美国社会中的经济问题与无助感导致了人们的消极与颓废，让他们无法自然痊愈，成瘾及其相关问题也因此不断增长。

青少年格外容易受"成瘾是一种疾病"这一观点的影响并因此对未来失去希望，本书因而尤其关注儿童发展过程中的成瘾及其相关问题。当然，对于很多成年人，获得生命的意义感也是帮助他们走出成瘾的最佳助力，因此，本书的核心原则适用于所有年龄段的成瘾者。

## 克服创伤的影响

特定的童年创伤会给大脑带来永久性伤害，并让这些受害者终身难以摆脱成瘾问题的影响，这一观点只是标准的拥护病理性模型的众多理念的代表。我们坚决反对所有病理性模型的观点，因为当人们坚信自身的成瘾与心理疾病是由过往创伤导致时，他们会不断陷入循环式负性自我反思中。我们尤其反对将这样的病理性理论应用在儿童与青少年身上，因为这会让孩子——包括他们的家长与教师——将类似多动症、对立违抗性障碍、抑郁和双相情感障碍的标签贴在他们身上。

病理性模型倾向于将儿童或成年人表现出的每一次发展迟缓或失足诊断为永久性人格障碍。与此相反，我们的理念与策略完全基于正

> 在我们的社会中，这类标签越来越常见，在某种程度上，它们单靠自己就足以繁殖和扩张。

常儿童与成人的发展性模型，而这正是病理性模型所忽视的。我们的发展性模型认为，你或者你的孩子能够改变和成长，克服正在阻碍你们的问题。

换言之，你或者你的孩子在成长的过程中能够逐渐顶破这个由"成瘾"及其他相关问题组成的壳，成为更好的自己。当然，在这个过程中，你和你的孩子可能会时不时地需要一些帮助，但为自己贴上"病人"标签对此毫无助益。我们的模型提倡的是一种实用、赋能且乐观、不听天由命的方式，后者最为重要。我们想要也期待我们的发展性模型能够帮助你，也能够帮助所有的父母、教师、咨询师及其他行业的人更好地面对自己的人生。

## 成瘾的发展性模型

让我们退一步，先为我们所说的"成瘾"下一个清晰的定义。成瘾是一种对特定习惯或行为产生的有害依恋，这种习惯或行为通常能给人们带来奖赏性体验，让人们体验到快感，并因此使人们持续沉迷其中，对其糟糕影响视而不见，有时候，它们甚至让人们陷入绝望或自我毁灭的深渊。

这个定义一点也不神奇，没有涉及任何生物学的内容。让成瘾和其他健康行为或建设性、奖赏性行为有所不同的是它们的破坏性结果——成瘾行为常常会对人们的身体健康、人际关系、职业发展或生活中的其他核心内容产生糟糕的影响。同时，带来快感与糟糕影响的成瘾行为往往会形成一种恶性循环，而这样的成瘾常常与药物相关，如烟草、酒精、止痛药或者其他合法或不合法的物质，但也常常出现在网络使用、购物、赌博及个人依恋行为中。

因此，认为成瘾只与药品相关的主流观点是错误的。世界卫生组织和美国精神医学学会等组织最近才开始承认这一点，但普罗大众依然持有许多关于成瘾的错误观念。

一个常见的错误观念认为，我们所有人都一样容易受到药物成瘾的诱惑，但事实并非如此。那些经历绝望、感觉自己无法控制人生的人——无论是因为战争、贫穷，还是因为其他困难或严重的心理问题——更容易成瘾。

另一个同样错误的观点认为，研究已经证明，大脑或与基因相关的生理因素导致了成瘾。这些大众接受但实际上是错误的观点让我们将成瘾视为一个永久性生理特征。这暗示着，那些有成瘾行为的人无法再以积极的方式，重新与世界连接。实际上，改写自己与成瘾行为的关系并非易事，尤其是那些对性、爱和食物成瘾的人，对他们来说，这是唯一的出路。

我们指出这些社会文化中常见的错误观点，是因为我们认为，那些因成瘾而备受折磨的人值得更好地对待，他们值得拥有更有效的帮助，也值得意识到他们有能力更好地面对自己的生活，让孩子走向更积极的道路。最后，在这个充斥着物质成瘾与其他成瘾问题的社会中，我们所有人都需要改变对成瘾的态度，让我们的社会变得更好。表1展示了病理性模型与发展性模型之间的区别。

作为这本书的作者，我们将结合理论与实际经验阐述我们的观点。我们特殊的背景与经验也给予我们更全面的视角，希望大家能够有所获益。

## 表 1 理解成瘾的方式
### 病理性模型（如匿名戒酒会与脑神经科学）vs. 发展性模型

| | 病理性模型 | 发展性模型 |
|---|---|---|
| 本　质 | 非此即彼的疾病状态 | 正常人类行为连续轴的顶端 |
| 成　因 | 化学因素、生理因素、创伤 | 应对问题的方式，受环境影响 |
| 对　象 | 某些药物和酒精 | 任何沉浸式体验 |
| 持续时间 | 无法改变，持续一生；可服药抑制（大脑疾病） | 无论治疗与否，通常会随人生发展出现成瘾行为的减少或消失 |
| 人的自主权 | 每个人是无力的，无法控制自己 | 人们在选择中行使自主权，他们是可以被赋能的 |
| 治　疗 | Tx 药物（脑神经科学）或灵性、团体支持（如匿名戒酒会） | 人生发展的必然；技能、意义、促进动机的 Tx |
| 社　群 | 仅包含所有成瘾人士 | 与所有人相关 |
| 自我认同 | "我是一个成瘾者 / 酒鬼" | "和所有人一样，我是一个有着需求和能力的人" |
| 结　果 | 不是戒绝或服药，就是自我毁灭或死亡 | 有着不同的目标，从戒断到正常、降低或者不那么破坏性地使用（降低行为的破坏性） |
| 教养方式 | 传递成瘾行为 | 使用有理可依、合理的教养技巧 |
| 价值观 | 无价值观（脑神经科学）或道德性价值观（匿名戒酒会） | 以有益社会或社群、有意义和其他价值取向的方式来工作 |

　告别成瘾：用常识代替疾病治疗

目录

# 第一章

# 成瘾是一个发展过程

所有人都会在自己的生命中或多或少地遇到与成瘾相关的问题，因为它是一种常见的人类自然反应，只不过每个人会受性格特征、信仰、生活环境、个人经历、机遇与前途等因素的影响，并因此有着不同的反应。

为什么说成瘾与康复是一个常见的生命过程，我们所有人都观察过、体验过并经历过？在我们当下的生活中，在历史与文化事件中，从越战到当今社会毒品泛滥的危机，其实只要认真观察，我们都能意识到这一点。在此时此刻对生命的切实探索，让早期发展经历与成瘾之间的联系自然地显现在人们眼前。

成瘾有三个组成要素：

◆ *正在经历成瘾的个体；*

◆ *个体所处的情境，包括他们的生理、社会与文化环境；*

◆ *个体的发展状况，即个体此刻在自己生命中所处的位置。*

每一个要素都能够让一个人更容易成瘾，同时每一个要素也都能让这个人远离、限制或克服成瘾对自己的影响。

让我们从成瘾最令人感到折磨与痛苦的地方谈起，这也是每次媒体在谈论毒品与成瘾时不约而同聚焦的切入点。[1] 这些深受成瘾折磨的人更容易受极端经历与当下境况的影响，包括心理障碍、家境贫困与创伤等。

一些人在生活中已不再拥有正常的人际关系与社交。例如，我们将在下文讲述那些生活在"酒屋"（wet housing）的人，他们通常在极端的生活困境中长期挣扎，而这些人很大程度上无法完全戒除自己的酒瘾，但就算是这些面临限制与困境的人，依然存在很大的可能，可以适度改善自己的生活。

对于大部分人，成瘾是情景性的，且通常持续时间有限。在一些案例中，如生活在战区的人们，就像那些参与越战的士兵，成瘾更具情景性，这一点显而易见。

## 从海洛因成瘾中自然康复的越战老兵

当 1975 年皮尔博士和阿奇·布罗德斯基（Archie Brodsky）在他们所著的《爱与成瘾》（*Love and Addiction*）一书中谈及越战归来的老兵时，他们引用了军队副部长同时也是一名医生的理查德·威尔伯（Richard Wilbur）的一句话："我在医学院学到的关于成瘾的一切知识，即那些物质成瘾的人一辈子都无法摆脱成瘾，都被证实是错误的。"实际上，在亚洲出现海洛因成瘾问题的归国老兵中，有超过90%的老兵在回到美国后摆脱了成瘾问题。

李·罗宾斯（Lee Robins）及其同事撰写的杰作《越南老兵

---

[1] 几乎可以肯定，你从来没有在电视中见过愉快的可卡因或海洛因成瘾者，尽管毒品在一定程度上确实可以让成瘾者感到短暂的快乐；你也从来没有看到节目中出现过人们以恰当、合理的方式使用止痛药，而在真实生活中，止痛药的使用十分常见。

离开越南三年后：研究如何改变了我们对海洛因的看法》（*Vietnam Veterans Three Years After Vietnam: How Our Study Changed Our View of Heroin*）记录了老兵们在越南的成瘾经历，从未有人像他们一样，针对海洛因成瘾人群，进行如此严谨与详尽的研究。罗宾斯及其同事对海洛因的全部信念都被他们自己的研究推翻了。大部分军人（85%）称，他们发现，回家之后那些毒品触手可得——所以我们可以忽略毒品获取的可能性对他们康复的影响，其中约有一半的军人在回到美国后曾经尝试过毒品，但就算在那些容易受到成瘾影响的群体中，回到美国后再次尝试毒品的军人仅有不到三分之一真的重新成为瘾君子。换言之，对这些曾经是瘾君子的军人来说，毒品的非成瘾性使用不仅成为可能，甚至在当下——与战时极度不同的环境下，变得十分正常。①

最令我们震惊的不是这个研究令人惊讶的结论，而是这些医学"专家"居然对人类成瘾行为的真相——成瘾行为很容易受个人价值观、经历与背景的影响———一无所知。很明显，对于大多数军人，成瘾行为是对具有高度威胁性和隔离性环境的暂时反应，当他们离开并回到舒适的环境中，这些药物无法再以成瘾的方式影响他们了。不像这些医学"专家"，人们离开战区，回家后就不那么容易受成瘾的影响这一常识，对大部分人来说是显而易见的。

这个被媒体大量报道的结论只是越战老兵康复研究的一部分成

---

① 皮尔博士向那些康复的人提出一些问题，这些人发誓自己再也不会在任何情况下使用任何精神活性物质或曾经令他们成瘾的物质。"在你康复之后是否接受过重大手术？你是否在医院里或离开医院后服用过止痛药？如果你需要接受手术，你是否会坚持不使用任何止痛药物？"理所当然，他们选择接受止痛药，这种成瘾与药物使用的情景性概念就是我们所说的，也就是读者即将看到的"减损"概念。

果。罗宾斯及其同事还发现，海洛因同其他街头常见的毒品，如安非他明（amphetamines）、巴比妥酸盐（barbiturates）与大麻（marijuana）相比，在老兵中的使用率并没有任何差异（换句话说，海洛因这种非法阿片类药物并没有比其他药物或体验更容易让人成瘾，而这一事实让大部分成瘾专家到现在都很难理解）。此外，罗宾斯等人发现，比起那些回避治疗的人，接受治疗的人实际上表现出更糟糕的成瘾状态。

实际上，他们发现，那些在回国后依然无法摆脱成瘾问题的老兵，在进入军队前就已经有成瘾的倾向，并有着这样或那样的生活困难。

在越战结束十多年后的 1993 年，罗宾斯撰写了一篇名为《海洛因成瘾"越南老兵"的迅速康复：侥幸还是常态？》("Vietnam Veterans" Rapid Recovery from Heroin Addiction: A Fluke or Normal Expectation?) 的论文，充分的研究结果给予我们一个明确的答案：从海洛因成瘾中自然康复并非越战老兵带来的特例，而是广泛适用的自然规则。

这个研究结果的重要性不言自明，这意味着，成瘾并非媒体与美国医学界认定的绝症，它的康复应该是一种自然的常态。给予合适的环境、时间和期待，至少我们中的大部分人都可以，也将自然康复。

让我们对比看一下一条来自负责治疗成瘾的美国成瘾药物协会（American Board of Addiction Medicine）的信息，它听上去充满了科学性和听天由命的意味：

"我们需要理解成瘾就是一种疾病，管理成瘾的方式就像在管理慢性疾病，如哮喘、高血压或糖尿病。"丹尼尔·阿尔福德

（Daniel Alford）医生表示，他是波士顿大学医学中心的负责人，"要想治好他们非常困难，但是你可以帮助他们控制他们的成瘾问题，通过药物和心理治疗，帮助他们正常生活。"

威廉·怀特（William White），一位业界以最折中与严谨闻名的传统成瘾专家①，在2012年分析了415篇关于成瘾康复（正处于成瘾"康复"中）的报告。怀特挑战了传统的病理性模型，他认为成瘾并非一种只能恶化、无法好转的慢性疾病。他发现："康复并非只发生在那些良心发现的少数成瘾者身上的奇迹，如果这些成瘾问题中存在着任何自然的发展性趋势，这些趋势就必定是朝向缓解与康复的。"

这一真相的决定性证据是2012—2013年间发表的一篇名为《酒精依赖及相关问题的全美流行病学调查》(*National Epidemiologic Survey on Alcoholism and Related Conditions*，简称 NESARC）的研究报告。这一研究包含对超过4.3万人的面对面访谈，主要访谈内容是他们一生中的物质滥用情况。这个研究发现，绝大多数人在一生中都曾克服过物质依赖问题（他们在研究中将"物质成瘾"称为"物质依赖"）：84％的人停止使用尼古丁（吸烟），91％的人停止喝酒，97％的人停止使用大麻，99％的人停止使用可卡因（cocaine）。另一项独立研究调查了上述研究中曾滥用处方药［如安定剂（sedatives）、镇静剂（tranquilizers）、兴奋剂（stimulants，如安非他明）、阿片类药物（opioids）］的被试，他们发现，在一生

---

① 《亚特兰大报》(*The Atlantic*) 刊登了一个名单——"十个给成瘾与康复领域带来革命的人"。比尔·怀特（Bill White）是这个名单上的第一人，皮尔——被认为给成瘾领域带来了革命——也被囊括其中，但被注为"有争议"的，因为"他认为匿名戒酒会并不是治疗酒精成瘾的唯一方法，而且酗酒并非疾病"。

中，96%的人停止了以上所有药物的使用，其中约一半的人能够在药物依赖问题出现四五年后康复，很少有人一生都无法摆脱成瘾问题。①

不幸的是，这些数据被忽略了，主流社会对成瘾的病理性看法依然根深蒂固。就如成瘾领域的记者与专家玛雅·查拉维茨（Maia Szalavitz）所问："大部分人都能够随时间克服成瘾，为什么这一事实大家无法接受？"她写道："已有证据表明，认为成瘾是一种需要治疗的慢性疾病的观点是错误的，然而这一领域的治疗者或报道者似乎忽略了大部分人的自然康复。"她强调："大部分康复的人都接受了药物与专业的治疗。"

## 改变成瘾者的故事

为什么我们很少听到成瘾者自然康复的故事？利益相关的美国康复产业在宣传中所起的作用是原因之一，但另一个原因是，自然康复过于常见，我们从未刻意想过。涉足酒瘾、毒瘾的二十岁出头的年轻人远比五十多岁的人多（我们将给出数据），而这些人都会成长、工作且建立家庭。每个人都知道也接受这些事实，然而我们很少去想那些曾是瘾君子的年轻人到五十多岁时会是什么样子。

对于大多数曾经有过严重吸毒或酗酒习惯的人，他们当下的戒瘾状态似乎只是自己生活的一部分，没有任何特别的地方。人们随时间成长，逐渐恢复正常的生活，情绪安定，开始关注工作、事业和家庭，

---

① 有些读者提出了关于清毒（detoxification）的问题或者说如何克服戒断反应的问题。可以说，戒断反应会出现在很多人身上，环境与期待会影响戒断反应，就像它们会影响成瘾一样。一些人需要或者简单来说渴望医学或其他方式的监督，而有些人可能不需要这些就能够自己戒瘾（如戒烟）。我们无法告诉你该如何做，本书作者之一罗兹就靠自己逐渐戒除了海洛因。

抚养自己的孩子，或走向其他的积极人生旅途。这就是康复的自然过程，而我们似乎对此从未认真思考过。

在美国发起的康复运动开始以后，之前有过成瘾习惯的人才开始给自己贴上"康复中"的标签，而这样的行为只是在鼓励（实际上更像是指责）这些人，让过去的成瘾经历成为他们自我认同中无法回避的一部分。

实际上，那些酗酒或物质依赖者并不认为自己是成瘾者，他们也不应该如此看待自己，因为这样的标签会永远成为自我认同的一部分，本书的作者因此避免这么使用这些名词或给人贴这样的标签——没有人应该被贴上这样负面且自我贬低的标签。这些经验来自我们过往的工作，也来自作者罗兹的经历。在二十岁出头时，他重度海洛因成瘾，但最终从这样的成瘾中快速走了出来。

像罗兹这样从重度海洛因成瘾中快速康复的年轻人实际上十分常见，NESARC 调查中就有不少案例。当然，其中一部分人需要耗费几十年时光才能成功摆脱成瘾。根据美国政府的 NESARC 研究，在以下转折点，有一半人摆脱了自己的物质成瘾问题：

- ◆ 烟草＝ 26 年
- ◆ 酒精＝ 14 年
- ◆ 大麻＝ 6 年
- ◆ 可卡因＝ 5 年

这难道不有趣吗？非法药物的成瘾居然远比其他物质的成瘾更快康复：大麻平均需要花 6 年时间，而可卡因只需要 5 年。NESARC并没有将海洛因成瘾的美国人单独列出来分析，但是罗宾斯在越南和其他国家发现了类似结果。似乎主要非法药物成瘾对生活的影响太严重，以至于人们往往能以更快的速度戒除成瘾，例如许多棒球选手，其中基斯·赫南德斯（Keith Hernandez）——他摆脱了重度可卡因成瘾——就曾在公众场合表示，40%的选手都使用过可卡因。

在 NESARC 研究中，有一些人在康复的过程中经历了许多重大的人生改变，当他们康复的时候，他们已经成为与最初成瘾时完全不一样的人了。与病理性模型所认同的截然相反，这才是正常的发展过程。

### 案例研究：我真的是个酗酒者吗

玛格丽特找到了皮尔，她不知道自己究竟是不是一个酗酒者。17岁时她就加入了匿名戒酒会，当时她无家可归，常在街上和其他流浪的青少年分一瓶酒喝，但是她从来不喜欢喝酒，只是当酒瓶传到手中时会被动地喝几口。社会服务机构帮助她找到寄养家庭后，让她加入了匿名戒酒会。

15 年后，玛格丽特结婚并有了一个孩子，她生活在一个富裕的社区，加入了社区新妈妈们的小团体。喝红酒成为她们每周一次聚会的日常活动，她感觉自己不喝酒的行为开始变得不合群，但她已经有 15 年滴酒不沾了，她也从未随心地品尝红酒的味道，她现在很想试试看。

这个案例看上去似乎无比简单：如果你从来没喜欢过喝酒，你怎么可能是个酒鬼？

但在这个案例中存在一个基本的问题：如果有一个人像玛格丽特一样从青少年开始就喝酒，那么对三十多岁结婚生子的玛格丽特来说，此时的她可能酗酒的风险，与那个无家可归、生活混乱的青少年玛格丽特可能酗酒的风险是否存在相关？

生活可能远比我们希望的复杂。我们当然可以武断地假设，玛格丽特从来没有酗过酒，所以推论她不可能是个酒鬼。但玛格丽特在成长过程中一直认定自己是个酒鬼，改变一个人的自我认知及其认定的自己在世界上的位置需要大量的精力与工作。此外，玛格丽特的丈夫也是匿名戒酒会的成员，他希望持续参加匿名戒酒会的活动。更糟糕的是，她和皮尔正在就她如何从这个从未有过的疾病中康复过来开展工作。

玛格丽特呈现了一个十分典型的自我标签式案例。在 NESARC 研究中，研究者们访谈了曾有酒瘾或滥用药物行为的人，他们都客观上符合酒精或药物成瘾的临床标准，而其中一部分人被告知，他们的成瘾将伴随他们一辈子，但就算是这部分人也大都不认为，过去经历的困境——或者长时间的困境——就意味着他们现在是成瘾者或酗酒者。他们的看法并非毫无依据，NESARC 研究发现，大部分曾经对酒精产生依赖的美国人现在已经能够以正常的方式饮酒。

即使没有几百年，也可以说至少这几十年来，曾经的成瘾者们恢复适度使用酒精或药物已经成为文化与治疗中令人担惊受怕的危机。我们不能说适度使用这一原则适用于每个人，但数据显示，对于大多数人，这很可能实现。这样的情况在生活中随处可见，罗兹在社交场合会喝点酒，但他不再使用海洛因。查拉维茨是《未曾破碎的大脑》（ *Unbroken Brain* ）一书的作者，也曾经是一位海洛因与可卡因成瘾者，但现在会适量地喝点酒。一些明星，例如德鲁·巴里摩尔（Drew Barrymore，她的故事我们会在下文讲述）等，他们勇敢地向大众表示，自己已经从成瘾中康复了，而非"康复中"。

查拉维茨对这一现象感到愤怒："对有些人来说，康复似乎变成了只有那些完全戒绝使用的人才能进入的俱乐部，而其他大部分人只能在门外吹冷风。"

想想那些你知道的曾经有成瘾问题的人，如果他们真的再尝试一次，他们就会再次回到和过去一样的成瘾生活中吗？如果他们只是接受了手术，而医生给他们开了止痛药呢？如果他们只是在节日中喝了庆祝的鸡尾酒饮料，却没有意识到里面含有酒精呢？

的确有人重新陷入成瘾中，但大部分前成瘾者的复发将会牺牲他们生命中太多重要的东西，而没有人希望失去自己生命中最美好与最有意义的东西。

### 案例研究：约瑟夫无法想象重新成瘾的生活

约瑟夫从小在纽约市的街头流浪，也在流浪生涯中成为海洛因成瘾者。每个人都知道这一点——他在警察局都有案底了。他没有从高中毕业，几乎是个文盲，无数次在警局进进出出。但当他二十多岁时与一个有大学学历的姑娘结婚后——她是一名社会工作者——他的人生完全改变了。他拿到了高中毕业证明，之后从社区大学毕业。他和妻子搬到了郊区，而他自己也成为一位咨询师。对有像他一样的过去的人们来说，他的人生故事有着真实的说服力。

有一天，约瑟夫在做菜时烧伤了，治疗他的医生并不知道他的往事，所以给他写了一张可续开的止痛药处方。看到这个处方，约瑟夫笑了，他想自己当初可能会因为这张处方喜出望外，而现在他几乎能够想象如果再次成瘾可能失去的一切：他的婚姻、家庭、工作，还有社区里人们对他的尊重。当烧伤好了之后，约瑟夫将剩下的处方药丢到垃圾桶里，又一次笑了。

这个故事的重点在于，由于烧伤带来的疼痛，约瑟夫在很短的时间内再次使用了阿片类药物，而我们知道约瑟夫已经能够以恰当的方式使用处方药了。同时，他的故事告诉我们，目标和联结的影响远比药物的影响强大，其他事物的意义与价值感也有同样功效。

### 案例研究：奥兹叔叔忘记了他的烟瘾

20 世纪 60 年代早期，皮尔在自己祖父的葬礼上发现当时 42 岁的奥兹叔叔不再吸烟。奥兹告诉他，吸了 25 年烟后他戒掉了烟瘾，这还是在 1964 年外科医生研究报告吸烟会致癌好几年之前的事儿。

皮尔问他的叔叔是什么让他戒烟了，奥兹说，他戒烟是因为同事的一句调侃。（他和同事一起维修电视。）当时，香烟刚刚涨了价，奥兹把钱塞到香烟自动贩卖机里的时候，他的同事调侃说，他是被烟草公司"哄骗了的傻子"。

"你说的对，"奥兹回答道，"我打算戒了。"在抽完他买的那包烟之后，他再也没有抽过烟。

和皮尔聊天的时候，奥兹并没有掩饰他过去的陋习："抽烟的确挺恶心的，18 岁开始我就每天抽四包烟，我的工作椅上从来没缺过点着的烟。在那句调侃之前，我从来没有想过戒烟。"

几十年过去了，皮尔在奥兹叔叔 90 岁生日派对上问他 50 年前的戒烟决定，几乎半个世纪没抽过烟的奥兹很困惑："我抽过烟？"

但你不需要等待 50 年才作出改变。

在理解奥兹的故事时，我们必须考虑一些关键的个人背景信息。奥兹是工会的谈判代表、坚定的反资本主义人士和反大商业组织的战士。实际上，在 1950 年左右，他差点被贴上"共产主义者"的标签。

那么，为什么奥兹能够因同事的一句话，决心停止持续了 25 年，每天要抽四包烟的吸烟习惯，余生再也不抽一支烟呢？我们将重新回到对这个问题的解答上，因为这与戒瘾和预防成瘾有着重要的关联。同时，我们也希望大家能思考目标与价值的重要性。

尽管奥兹有着独一无二的个性，他的故事依然是正常发展过程的又一实例。的确，人们生命的抛物线（当然还有机缘巧合）有着迥异的轨迹，但大部分人都能在前进的过程中告别成瘾，就如皮尔和伊利斯·汤姆森（Ilse Thompson）在他们的书《康复！帮助你停止像成瘾者一样思考并重掌人生的赋能项目》（*Recover! An Empowering Program to Help You Stop Thinking Like an Addict and Reclaim Your Life*）中所描述的，对自身的价值、目标和意义的看法成为戒瘾者的助力。

我们觉得这些都是令人欣喜的好消息，同时我们（如查拉维茨）为公众对此一无所知而感到惊讶。

你可以自己做个实验——试着在自己周围寻找自然康复的例子，例如简单地询问在没有任何帮助的情况下，多少人戒了烟（这是 NESARC 研究中最难戒的成瘾物质）。你会发现，这一现象在你认识的人中也十分常见。这不令人惊讶吗？

## 发展抗逆力

就算人们可以，也经常能做到戒瘾，但最好还是一开始就不要陷入成瘾中。那么，我们能够做些什么来帮助那些还未成瘾，但因为严苛生活环境有很高风险成瘾的孩子呢？

　　首先，让我们思考一下"高风险"一词。在校园里，每个人都知道哪些是高风险的孩子。作者们非常抗拒标签化，但我们的确需要意识到，处在某些情况下的孩子需要特殊的帮助，这是非常简单且合理的教育政策。然而，我们通常不知道该如何帮助他们。最有效的方法是，有多支专业的队伍能够为学校和社区中的这类孩子提供资源与支持。《纽约时报》（*New York Times*）专栏作者大卫·布鲁克斯（David Brooks）曾在文章《在美国发生的好事》（*A Really Good Thing Happening in America*）中描述过这样的一个系统：

　　　　在桌边坐着的是小镇中所有能够接触到这些孩子的人，有校长、镇长，也有商业部长、当地联合公募会（公益组织）的人员、警察局局长、前市长和新闻编辑……还有所有可能对孩子有影响的人——家人、宗教领袖、医生、营养学专家等。这些人聚在一起，像一个社区系统一样，共同尝试回答这些问题：孩子们在哪里走上了歪路？我们的系统内有什么资源可以帮助我们解决这些问题？我们应该如何合作，一起使用这些资源？

　　从根本的角度来说，我们都理解"抗逆力"这一概念的重要性，它对那些生活在逆境中的儿童来说尤其重要。在现实生活中，就算是那些身处逆境的孩子，其中的大多数（数据来源于制定儿童逆境量表的研究）最后并未成为瘾君子，他们能够建立积极的未来和人际关系。这一切是怎样发生的？我们如何利用这些来帮助眼前的这类孩子？

　　心理学家安吉拉·达克沃斯（Angela Duckworth）在她的新作

《毅力》(Grit)中——我们所有人都希望孩子们能拥有的抗逆力的另一通俗说法——将儿童发展问题与心理健康联系在一起。《毅力》描述了人们在努力达成生命目标时需要的坚持，这种坚持需要人们对自己与未来有着积极与乐观的信念。

达克沃斯的研究主要关注教师与父母应该如何帮助孩子发展出乐观的信念，这种乐观的信念对那些面对困境，尤其是本书中被诊断为成瘾的孩子来说至关重要。当然，拥有希望与坚持对所有孩子来说都是极为重要的品质。

在现代社会中，我们似乎难以在我们的孩子身上，甚至包括那些并非传统意义上身处逆境的孩子身上培养这种乐观与抗逆力，有很多孩子难以应对学校与社会对他们的要求，甚至有越来越多进入名校、家境不错的孩子出现惊人的焦虑与抑郁。然而，生活在内陆城市和偏远贫困区域，如阿帕拉契山脉的孩子，其实更容易走向令人担忧的未来。就像查拉维茨指出的："当你生活贫困，想摆脱成瘾就变得格外艰难。"

想要让这些身处逆境的孩子能够有信心和勇气走向积极的未来是个难题，更别提他们没有那些生活富裕的人们可以获得的额外资源。无论是谁，为自己创造出一条拥有希望与信念的路，都是帮助他们克服成瘾的最佳助力。如果某一群体的孩子更容易受到创伤、精神疾病或成瘾的影响，这意味着我们做得不够多。作为社会成员，我们应该努力降低并逆转这一趋势。

然而，我们甚至都无法在那些生活富足的孩子身上培养出良好的毅力。

# 第二章

# 成瘾经历

为了更好地理解成瘾，我们不能只关注酒精或药物成瘾，还需要去探索所有成瘾行为背后的共性。由于生命中特定的境遇，人们会在各种各样的成瘾行为中寻求慰藉，这些行为可能会在带来快感的同时产生破坏性影响，虽然这种影响可大可小，但最终人们都会找到一种更好的生活方式。

成瘾的对象并非只限于药物，实际上，美国精神医学学会已将许多常见的非药物性依赖认定为成瘾行为。虽然许多药物的使用并不一定导致成瘾，但在美国人心中，像恶魔一样存在的阿片类药物已经牢牢地与成瘾联系在一起。

阿片类药物的使用由来已久，甚至经常被人类大剂量地服用。在鸦片的广泛使用对 19 世纪美国人与英国人产生的影响上，历史学家与作家们有着相当不同的理解，这也相应影响了我们现代人对鸦片的看法。大卫·克特莱特（David Courtwright）在 1982 年出版的著作《暗黑天堂》（*Dark Paradise*）中认为，19 世纪的美国充斥着毒品成瘾者，而弗吉尼亚·贝里奇（Virginia Berridge）在 1998 年出版的《鸦片与人民》（*Opium and the People*）中表示，目前没有证据证实 19 世纪的英国毒品成瘾者泛滥成灾。实际上，20 世纪初，阿片类药物（包括吗啡和海洛因）才被医学组织单独列为导致成瘾的特殊物质。

　　将成瘾看作疾病的观点逐渐成为"正常"的科学，而反对者的观点往往被忽略了。病理性观点的支持者们认为，这种理论模型是人性化的，因为它把成瘾者看作被害者。虽然这种想法的出发点是好的，但是忽略了病理性模型对现实世界的影响。这些所谓的阿片类药物受害者在 20 世纪早期成为被唾弃的社会弃儿，1914 年通过《哈里森税务法案》后，他们又从弃儿变成了罪犯。这种在人类史上近期才出现的医学病理性模型与犯罪性观点似乎不再将药物成瘾者看作一个真实的人，反而将药物的使用看作罪恶的和失控的——他们认为是药物占据了人类的心灵。

## 美国的止痛药歇斯底里症

　　政治家、公共卫生工作者和媒体向大众科普药物时，总会采用那些药物使用者中最悲惨的案例，从而不断强化大众眼中药物使用者的负面形象，而这样的做法也延续到当代社会所面临的药物危机中。如前文所述，这种对药物歇斯底里式的恐慌毫无根据，例如"全美药物使用与健康调查"（the National Survey on Drug Use and Health）在 2015 年调查了 980 万合法或非法使用过阿片类止痛药的人，仅有 1%～2%的使用者遭遇了一些问题，更不用提严重到药物依赖或服药过量的情况了。

### 练习：所有人都应该知道的止痛药知识

　　如果有超过千万的人在使用止痛药后没有出现成瘾的情况，那么为什么我们认为阿片类药物［就如山姆·科基诺（Sam Quinones）在

《梦想之地》(*Dreamland*)中指出的，海洛因、扑热息痛(percocet)和德美罗(demerol)都含有相同的物质〕从本质上来说就是致瘾的？

斯坦顿为此设计了一个练习，他问带领的团体成员中有多少人吃过止痛药，每个人都举起了手，他又问有谁对他们吃的止痛药出现成瘾行为，没有人举手。斯坦顿最后问成员："为什么你们没有对这种'高致瘾'性物质产生成瘾反应？"

斯坦顿是芝加哥内城区超越家庭康复中心的委员，这个组织由布莱恩·克雷西(Bryan Cressey)一手创立，作为一位医疗保健投资的先锋，克雷西意识到我们更应该给予那些身处更贫困地区的成瘾者全面的支持，而非当下流行地为那些特权阶级人士提供昂贵(且无效)的治疗。

康复中心的委员们都有着较高的社会成就且无人有成瘾问题，当斯坦顿引导他们做这个练习时，克雷西回答道："在一次膝关节置换手术之后医生给我开了止痛药，我感觉它让我注意力分散，没法正常工作和生活。因为我太想恢复原本正常的生活，所以几天后我就提前停了药。"

这个机构的首席执行官在此后宣布，他将斯坦顿为超越家庭康复中心提出的指导方针命名为"成瘾的追求与意义治疗法"。


克雷西的回答正是上百万普通人作出的回答。人们没有因为使用阿片类药物就出现成瘾问题，因为他们拥有在生活中想要追求的目标，而药物只会干扰他们达成目标的努力。这种几乎每个人都能理解的常识就是治疗成瘾的关键。

虽然人们的确需要重视处方药物滥用的风险，但已经不断有数据向人们证明，止痛药本身并非如此危险或致命，可是为何当今美国社会面对阿片类药物危机的处理方式反而让那些有阿片类药物处方的患者更难获取所需的止痛药？这样的情景迫使患者向街头的非法药物提供者购买止痛药，其中也包含海洛因。

### 案例研究：普林斯的故事

普林斯逝世于 2016 年，享年 57 岁。斯坦顿认为，如果普林斯只服用医生给他开的处方药，那么他根本不会死亡，而他真正的死因是他混合使用了几种未接受管制的阿片类药物。两年后的 2018 年，郡代理律师表示，普林斯使用了含有芬太尼的伪制维柯丁（vicodin），同时他的保镖也向其提供了自己的处方药物扑热息痛。

这是一个典型的止痛药致死案例，普林斯将无处方的药物混合使用，从而导致他的死亡。讽刺的是，普林斯曾骄傲地向公众宣称自己从不酗酒或使用非法药物。他的死因是那些街头化学家胡乱拼凑到一起的阿片类药物，再加上他在无医生监督的情况下同时使用其他止痛药。

当一个人过世后，我们可能会听到相关的药理毒性报告结果，或什么结果都没有。以下我们列出了著名药物致死案例中常见的药物：

- 汤姆·裴迪（Tom Petty）——芬太尼（fentanyl）、羟考酮（oxycodone）、替马西泮（temazepam）、阿普唑仑（alprazolam）、西酞普兰（citalopram）、乙酰芬太尼（acetyl fentanyl）和异丙酚芬太尼（despropionyl fentanyl）（最后两种药物为黑市配方）
- 凯莉·费希尔（Carrie Fisher）——可卡因、美沙酮（methadone）、摇头丸（ecstasy）、酒精、抗抑郁药和阿片类药物（费希尔是成

瘾康复代言人）

- ◆ 菲利普·西摩·霍夫曼（Philip Seymour Hoffman）——海洛因、可卡因、苯二氮䓬类药物（benzodiazepines）、安非他明
- ◆ 艾米·怀恩豪斯（Amy Winehouse）——酒精、苯二氮䓬类药物［人们常常在治疗中会被建议使用这类药物，怀恩豪斯接受治疗的诊所（Priory Clinic）也是如此］

人们并非因为单纯使用海洛因或处方止痛药而死亡，我们会看到，在可控环境中，人们对药物的使用并未导致死亡。如果普林斯获得了单一的阿片类药物的供货渠道，无论这种药物具有何种效力，他可能都不会死亡。他的合法药物提供者可以与他商讨对药物的依赖问题，这些问题背后的成因，以及可能存在其他形式的止痛药，等等。如果这样，也许他还活着。

## 反止痛药运动

对止痛药的恐惧背后其实存在一种错误的观点，即认为成瘾是定期使用药物后的生理结果。那些反阿片类药物的网站不断向公众宣传这些药物的可怕影响，"对处方类阿片药物的依赖可能在使用5天后就出现"，或者宣传喝酒会导致酗酒，最后导致酒精成瘾等。事实是，当药物逐渐占据个体生活中的特定位置或对其存在有特定意义时，成瘾才会出现。

美国疾病控制与预防中心（Centers for Disease Control and Prevention，简称CDC）在2016年公布了对处方止痛药的管控条例，这些条例展现了主流社会对成瘾的误解，也展现了这些误解带来的风险。他们认为，长期服用止痛药就意味着成瘾。CDC建议"给

予急性疼痛患者的阿片类处方药不应超过 7 天",且开药者应该避免那些慢效或长效（extended-release/long-acting，简称 ER/LA）阿片类药物的处方，因为这会让止痛药在人体系统内持续时间过长，但一些麻醉药（止痛药）专家对此表示异议。

有 7 名专家表示，这些建议将某些（通常有着长期成瘾病史）个体的成瘾问题推及所有使用阿片类药物的人们身上，将个体易感性问题混淆为药物本身的特性，他们说道："如果有处方权的医生停止为那些因慢效或长效药物受益的患者开药，那么这相当于用药物滥用者的罪过惩罚那些慢性疼痛的患者。"

与此相反，最受关注的公共卫生官员（如卫生局局长）和政治家们从未停止发布讯息，以确保美国人将成瘾看作使用药物后不可逃脱、不可避免的结果。可悲的是，他们的言论不仅因为他们希望获得资金和选票的支持，而且因为他们对此说法深信不疑。

## 正常用药

真相与这些说法大相径庭。和所有其他的成瘾对象一样，虽然药物的确有可能会给人带来强烈的负面影响，但通常情况下，这些负面影响并不会发生。《英国医学杂志》（*British Medical Journal*）2018年刊登了一篇针对处方阿片类药物使用者的跟踪研究，这项研究发现，在多年服用阿片类药物后，仅有不到 1% 的人受到了药物的负面影响——其中包括任何物质滥用障碍或极端的服药过量。（这个数字与前面提及的 2015 年全美药物使用与健康调查的结果相同。）

处方阿片类药物的使用者通常会遵医嘱服用药物，而这样的行为在非法药物使用者中几乎不存在。还有一个少有人知却真实存在的事实：甚至在非法药物使用者中，也存在一定比例的人（他们有着合理的生活方式和未被污染的药物）会管理自己的药物使用习惯，同时没有出现成瘾行为。在2001—2013年间担任英国物质滥用国家治疗中心首席执行官的保罗·哈耶斯（Paul Hayes）曾说过：

> 大部分药物使用者是有资源、有良好生活技能与支持系统，以及家庭和睦的聪明人。这些资源让他们能够管理药物带来的风险，远离那些最危险的药物，控制服药频率与使用量以降低危险，并且最大化药物带来的快感。最重要的是，当遇到问题时，他们能从家人和朋友处获得支持，而一份前景美好的工作、一个和睦的家庭，以及较高的社会地位带来的保障能帮助他们聚焦并维持走向康复的动力。
>
> 简单来说，在决定药物的使用是否走向成瘾和最终预后（prognosis）情况的因素中，药物本身的作用远不及用药者本身的社会、个人和经济情况带来的影响……
>
> 不幸的是，那些政治家和媒体评论家更倾向于认同成瘾是药物影响带来的随机风险，常常忽视了社会困境与成瘾之间的紧密关系。
>
> 虽然药物带来的成瘾真实存在，但这些社会经济地位稳定却因成瘾一蹶不振的相对少见非典型性经历，掩盖了那些因社会隔离、经济贫困、犯罪与糟糕的心理健康水平而深陷成瘾的绝大多数人，成瘾是他们所处境遇的结果，而非原因。

受网站成瘾（Addiction，宣传药物与成瘾危险性的平台）委托进行的一项药物使用者调查也有同样的发现：

> 药物使用者大多是普通人。
>
> 这个调查描绘了一个药物使用者生命中的一天，而这一天也十分普通。
>
> "当开始收集数据（对象为超过 1000 名有使用药物习惯的人）时，我们发现大多数药物成瘾者和普通人没有什么区别。"［此调查的首席研究员洛根·弗里曼（Logan Freedman）表示。］
>
> 如果不算那些调查中的特殊个体，弗里曼的调查结果乏味得惊人。
>
> "这些习惯（睡眠规律、早餐吃鸡蛋、家庭生活等）似乎和大众心目中成瘾者的刻板印象截然相反。"弗里曼说道，"大多数人都有工作，在正常的时间起床吃早餐……"

2016 年全美药物使用与健康调查的结果显示，有 2860 万 12 岁以上的人（略少于美国总人数的 10%）在调查前 30 天内使用过非法药物。想一想那些喝酒、使用处方药或其他合法药物的人，可以说，几乎所有人都有可能使用过某种意义上的成瘾药物，但为什么有那么多人没有药物成瘾或酗酒问题呢？

当然，考虑到所有使用药物的人，很多人的确因此受到不良影响，大家肯定经常读过或听过类似的故事，但大家想一想，虽然车祸导致的庞大死亡人数会使我们关注驾车经历的负面影响，可是更多的人一生中并没有因为开车而死亡，我们因为便捷与需要依然选择开车出行。

为娱乐自己而使用药物的需求远不如开车出行的需求，使用药物的人数也远不及开车的人数。你不希望使用药物，你就可以不使用。但是，想象一下媒体或公共卫生部门可能会反对开车出行，广播不断充斥着警告，播出惨烈车祸的画面。你可能再也不敢踏出家门一步，更不用说开车出行了。

## 恐惧本身的影响

英国杰出的研究者约翰·戴维斯（John Davies）发现，20 世纪 70 年代在他的故乡苏格兰，那些对药物有着最强烈负面或恐惧态度的青少年最有可能滥用药物。这些青少年往往出身于贫困的家庭，年幼时一直被告诫药物的危害，甚至不惜任何代价想要远离这一切，但最终事与愿违，其中很多人依然被药物控制，在使用药物后这些孩子远比其他药物使用者更容易遇到问题。

药物滥用预防教育项目（Drug Abuse Resistance Education，简称 DARE）和其他大多数美国药物滥用预防项目都采取了这种恐惧导向的工作方式，正如斯坦顿所著的《让孩子远离成瘾》(Addiction-Proof Your Child）一书中所描述的，这样的工作方式不仅被证实无效，而且通常会造成反面效果。

## 成瘾的易感性

不去夸大药物的危害并不意味着我们应该忽视危害的存在。人们因成瘾而饱受折磨，有时候甚至因为药物的过量使用、强迫性使用和混乱使用而失去生命。和其他所有问题一样，人们的危险性或致命性药物滥用行为与他们身处的社会境遇有很大的关系。要想改善美国当下严重的成瘾与吸毒致死问题，重中之重就是要解决当下的社会问题。

尽管毒品与酒精问题通常更容易出现在社会的边缘群体中，但这并不意味着它们不会出现在美国上层阶级中，这一点让所有人心生恐惧。特里·麦戈文（Terry McGovern），前总统候选人乔治·麦戈文（George McGovern）的女儿，45 岁，她有两个女儿，却因酒精中毒死于街头。在解释女儿长期的酒瘾问题时，乔治·麦戈文说道："她知道如何爱身边的人，但不知道如何爱自己。"

所有关于成瘾的理论——任何一种治疗或预防措施——都需要去帮助那些"不知道如何爱自己"或患有其他心理障碍的成瘾者。当成瘾者有支持系统、资源和社区的帮助时，康复总是会更容易一些，对中上层阶级人群来说这些并不难获取，因此我们需要为那些社会边缘群体提供或创造这些支持以更好地帮助他们。

"我们希望了解每个人，知道我们可以为他们提供什么样的帮助。"拉胡尔·古普塔（Rahul Gupta）博士说道。只不过，这些发现最终将展现令人难过的规律（黑体为我们所标出的重点）："**如果你是一个 35 ~ 54 岁，没拿到高中文凭且单身的蓝领工人，那么你将有极高的服药过量风险。**"

类似情况也出现在美国很多内陆城市，例如在阿帕拉契山区，阿片类药物与其他药物成瘾在中年男性群体中最为常见（黑体为我们所标出的重点）："根据华盛顿医学检验部称，**2014—2017 年，40 ~ 69 岁的非裔美国男性因服用阿片类药物过量而死亡的案件共增长了 245%。**"

在美国公共卫生与药物政策中，社会环境与药物致死之间的关联似乎从未得到关注。成瘾专家与政治领袖忽略了成瘾人群的现实情况，反而将成瘾描述为一种"平等机会的终结者"。他们真的相信家境殷实、上过私立学校、有海外留学经历、正在哈佛上学的奥巴马的女儿，与生活在西弗吉尼亚的失业蓝领工人，抑或成长于充斥着暴力与毒品交易的巴尔的摩的非裔美国儿童，有着相同的成瘾概率？

针对美国成瘾现状最重要也最深刻的医学批评来自《新英格兰医学杂志》（New England Journal of Medicine）的前任主编玛西亚·安吉尔（Marcia Angell），她评论过大量关于阿片类药物危机的书籍，并驳斥了认为当下药物致死的问题源自麻醉药物的过量生产与处方这一观点（我们应该提及，安吉尔一直以来都对医药公司持有反对意见）。针对《鸦片国》（Opioid Nation）一书，她在《纽约书评》（New York Review of Books）中写道："我们需要记住一个必要且重要的事实，即阿片类药物有其合理（而且是极其重要）的作用，它们可以缓解剧烈的疼痛。"对安吉尔来说，"只要这个国家容忍富人和穷人之间的巨大鸿沟，甚至不愿意假装尝试为国民提供最基本的需求，比如医疗保险、教育与保育，那么总会有人希望通过药物来逃避绝望的现实"。

## "非成瘾性止痛药"

安吉尔曾经评论过英国记者克里斯·麦格雷尔（Chris McGreal）所写的《药物过量的美国人：鸦片悲剧三部曲》（American Overdose: The Opioid Tragedy in Three Acts），比起其他同类书籍，这本书少了些恐慌。麦格雷尔首先提到鸦片危机的美国特色：美国人消耗了全球 85% 的处方止痛药。因此，麦格雷尔也花了一些篇幅来探讨美国人对痛苦的厌恶，但他最终将问题最大的根源归咎于美国医药公司。他描述了医药公司对于众多处方药物的营销，例如奥西康

（oxycontin）和维柯丁（vicodin），这两种药物在广告中常常被描述为"非致瘾性止痛药"。

人类对非致瘾性止痛药的寻觅史可能和医药产业发展史一样久远，在 19 世纪就有医药公司开始营销吗啡和海洛因（1874 年，人们从罂粟中提取出这两类药物）。本书的核心观点是，人们并不是因为药物的化学副作用而成瘾，而是因为药物带来的直接体验而成瘾，这才是成瘾的基础。因此，从本质上来说，寻求非成瘾性止痛药本身就是一个悖论，因为寻求痛苦的解脱本身才是成瘾行为最终想要达到的目的。

## 成瘾的定义及其自然历史

尽管成瘾是一种可以被辨别的负性行为模式，但没有人应该因为特定出生或创伤性事件，甚至是持续存在的创伤性成长经历被定义为"瘾君子"。

在我们生命中一些特定的时间点，尤其是年轻的时候，大多数人会去寻求刺激的体验，而这些体验或多或少会带来一些负面影响。在减少或彻底停止这些行为之前，它们可能会持续较长或较短的时间。这些经历可以主宰我们当下的意识与情感，并有可能引发不同时间长短的成瘾行为。尽管药物会引发直接且强烈的体验，但能够引发类似体验的并非只有药物。药物中的化学物质从来不必然导致成瘾，且并非人类体验中致瘾的唯一诱因。

## 成瘾发展的过程

成瘾性体验会给人们带来以下影响：

◆ 对环境与情绪的感受性减弱。

- 提供一种即时、可预测且全面沉浸式的体验。
- 给予一种虚假的控制感与自我价值。
- 减少了健康的选择（损害了个体的健康）。
- 强化对自我的消极感受（导致痛苦）。

从严重成瘾者到开始参与积极生命体验的"康复者"，都属于成瘾这个连续轴上的某一点。

尽管有着这样或那样的负面影响，但成瘾并不意味着我们失去了对自己所有行为的自控力。有成瘾问题的人能够意识到自己生活的边界，并且有能力随环境变化而改变自己。当公共场合禁止吸烟时，每天都需要吸烟的烟民学会了等到休息时间再吸烟，那些有酗酒问题的人通常不会在自己父母面前喝醉，经常使用非法药物的瘾君子也能够在特定场所为一些小奖赏而推迟使用药物——正如卡尔·哈特（Carl Hart）在《高价：药物、神经科学和自我发现》（*High Price: Drugs, Neuroscience, and Discovering Myself*）中描述的日常吸食大麻人群的案例一样。

### 西雅图酒屋客（Seattle's Wet Housing Residents）

哈特的实验给所有人都带来了启示：当有更好的选择时，我们会以更积极的态度去面对生活，推迟或者减少成瘾行为的发生。和其他城市一样，西雅图有一个以长期聚居着街头酒鬼而闻名的贫民窟。这些醉酒者通常不是被送进医院，就是被送进监狱，而政府为此花费了大量的公共经费。为了让这些无家可归的醉酒者不再流落街头，西雅图为他们提供了"酒屋"这一选择——在这里，他们可以随意喝酒。让我们看看这个政策的结果，马亚·绍洛韦茨（Maya Solowitz）在

《时代》（*Time*）杂志中写道：

> 这个研究中，酒屋为无家可归者们提供住所，并且不要求居住者停止喝酒，两年后研究发现，他们的酒精摄入量降低了40%。另外，每待在酒屋3个月，这些酗酒者在酗酒最严重的日子里的酒精摄入量平均降低了8%。震颤性谵妄（delirium tremens，简称DTs）——一种可能致命的戒断症状——也至少降低了50%，约65%的住客自述在入住前1个月发生过震颤性谵妄的情况，而在入住酒屋后1个月，发生震颤性谵妄的人数仅占23%。

限制人们最糟糕的过度成瘾行为（即这些住客们在酗酒最严重的时候喝多少）实际上就是我们会简要介绍的危害降减（harm reduction）方法。我们也希望所有人都能够治愈自身的成瘾，不再酗酒，可是对于如此庞大，甚至不断增长的社会底层酗酒群体，完全治愈的可能性微乎其微。即便如此，正如对酒屋住客和工作人员的采访所展示的，这些人依然有能力以更好的方式生活，拥有更好的自我感受。

一位曾经也是这个项目反对者的员工这样说道：

> 我希望看到这些住客不再酗酒，我希望看到他们滴酒不沾，但是……对这个群体来说，这是一个不现实的期待……禁酒只会给他们带来害处而非益处……所以你希望他们能够自由喝酒，但不要再伤害自己或者他人。

一个住客说道：

> 要想待在这里，你就必须在喝酒的同时保持一定理智。你不需要喝到失去理智，你只需要喝到感觉可以坐下或躺下，然后好好地睡一觉……只要你能一直保持，就是这样。

一个女住客说道：

> 我并不是个糟糕的人。你知道的，至少我感觉我不是个糟糕的人。我希望能帮助自己，你知道吗？我希望……我并不感觉自己是个糟糕的人……虽然有时我会喝过头，但是我会制止自己，你懂的。……我尝试着让自己从……这个人（到）那个人。这个人是个糟糕的人，那个人是个好人。所以我试着……（声音渐渐消失。）

这些典型的成瘾者向我们证明了，有成瘾问题的人也是在价值体系下挣扎着想要实现自身价值的人。他们的失足可能害他们失去生命或被永远放逐到社会的边缘，即便如此，他们依然想要获得满足、舒适与自尊——就像我们所有人一样。

成瘾似乎出现在世界的每个角落，甚至包括那些我们从未考虑到的领域，例如游戏和电子设备、性和爱等，在强烈的体验与维持稳定的生活间寻找平衡也许是我们所有人都需要面对的挑战。对药物的负性偏见对获得这样的平衡非但毫无助益，反而有害。

第三章

# 丰富生活经验

　　人们被成瘾困住的时间有长有短，虽然他们都会停下追求自己生命目标的正常步伐，但终身的成瘾问题相对来说较为罕见。劝阻人们远离成瘾的最好方法，不是要求他们停止成瘾行为，而是允许、鼓励和帮助他们走上追求更有建设性的人生之路——一条让他们能够获得快乐与自尊的路。

　　我们已经在前文提到过越南老兵的康复数据，90%的老兵在回国后停止了自己的成瘾行为。这些老兵并未因为他们无法获取药物而戒掉成瘾行为。他们康复的原因在于，他们发现了远比药物成瘾更为重要与更难以抗拒的东西。他们回归家庭或者建立了新的家庭，重新上学或者工作，开始运动或者参与其他娱乐活动——还有共同参与的朋友——这些都与药物毫无关联。

　　回想一下从匿名戒酒会中离开，参与了一个新妈妈团体的玛格丽特，需要将自己定位为反资本主义的奥兹，以及不再有空间留给阿片类药物的约瑟夫。玛格丽特花了16年摆脱酒精，奥兹花了25年，正好与NESARC的研究结果中相对应的物质（酒精与烟草）依赖者中一半人自然戒瘾的时间大致相同。

　　我们也观察到，非法药物成瘾者通常能更快地摆脱成瘾，就像约瑟夫一样。实际上，对任何生活在正常情景下的人来说，非法药物成瘾是很难维持的。正如罗宾斯在其论文中指出的，越南老兵就是加速版但非常典型的年轻人海洛因成瘾康复案例，他们的康复过程就是标准的发展性康复过程，即本书作者扎克所经历的过程。

### 案例研究：扎克·罗兹的少年迷宫

扎克在学校过得很糟糕，老师们也经常给他负面的反馈，尽管他有很多积极的兴趣爱好。作为一个无拘无束且成绩糟糕的小孩，他最终成为嗑药青少年群体的一员。毕业后，扎克成为一名音乐家，在这份工作中他开始陷入严重的海洛因成瘾。在因为混合使用芬太尼与海洛因而差点丧命后，扎克开始意识到，自己正在做着违反自身价值观的事，他决定改变自己。他开始从事与孩子有关的工作，他发现自己有一种理解与帮助那些被问题困扰的和被贴上不同负面标签的孩子的能力，而这些标签也曾贴在年幼的扎克身上。

扎克展现出来的这方面的能力让他轻而易举地找到相关工作，他曾在许多不同的学校系统工作，甚至在还未应聘时就已经被其中一所学校聘用了！在学校工作之余，他还尝试着帮助那些拥有相似问题的孩子与他们的家庭，他也在帮助这些孩子时获得了成就感。在私人生活领域，他与一位女性建立了稳定的关系，他们的联结变得亲密且独立，随后他们结婚了，而就在撰写这本书期间，他的家庭迎来了一个新生命！

尽管扎克才 30 出头，但他花了 10 年时间才戒除了海洛因。就像约瑟夫那样，现实为他与过去的成瘾世界划下了一个巨大的鸿沟，要想跨越这个鸿沟，则需要完全摧毁当下的生活，这也是扎克不愿想象的。当然，这一切发生在扎克成为一个父亲之前，成为父亲是扎克一直以来都想要做的事。

扎克、约瑟夫、玛格丽特和奥兹的康复发生在他们生命的不同时期。就像越南老兵一样，约瑟夫和扎克在进入成年期后摆脱了成瘾，这是最常见的康复过程。玛格丽特的康复发生在稍年长并且成为一个母亲的时候，这对很多成瘾者来说也是一个转折点。奥兹的康复则更晚一些，出现在他中年的时候（他的孩子一个9岁，一个13岁）。尽管康复有着清晰的规律，但所有人都需要找到属于自己的、独特的康复之路。这些康复之路反映了他们是谁、他们所处的生命阶段、他们的价值观与技能，还有他们的努力。

波士顿学院的研究者吉恩·埃曼（Gene Heyman）有一个惊人的发现：成瘾人群中总有一定比例的人会在成瘾循环的某个阶段摆脱成瘾，并且很重要的是，*康复之路没有终点*。埃曼总结了他的研究结果：

> 可卡因依赖的半衰期为4年（NESARC研究者认为是5年），酒精依赖的半衰期为16年，同时大部分可卡因依赖者在30岁前会再次出现成瘾行为，大约5%的人一直维持可卡因过量使用的习惯，直到40岁以后。尽管存在个体差异，但戒瘾是有规律的（黑体为我们所标出的重点）——每年**都有固定比例的成瘾者康复，而康复与否和成瘾年限并无关联。**

这意味着：尽管有些人没能像扎克那样在特定时期走出成瘾，但是在被成瘾困扰的群体中依然会有相同比例的人，在生命的不同阶段告别成瘾。

### 案例研究：基思·理查兹

生于 1943 年的基思·理查兹（Keith Richards）退休后，在 2010 年发表了他的回忆录。

天，他可是磕了不少的药！在他早年生平最高产的那段时间里，他对药物成瘾并且使用了大量药物，也就是在那段时间，他［和米克·贾格尔（Mick Jagger）］写下了《乞丐的盛宴》(*Beggars Banquet*)、《任血流淌》(*Let It Bleed*)、《小偷小摸》(*Sticky Fingers*) 和《流亡大街》(*Exile on Main Street*) 等专辑中许多脍炙人口的歌曲。利兹·费尔（Liz Phair）这样评论道："在罂粟和可卡因的力量下，理查兹逐渐开始习惯性地彻夜不眠工作，这几乎把他的同事们折磨得半死。"

理查兹嗑药的时间远比乐队同伴更久。在 1977 年多伦多演唱会期间，三十多岁的他就因为警方在其酒店房间内发现海洛因而被捕。

这次被捕后，理查兹带着他的第一个孩子马龙一起到欧洲巡演。［马龙出生于 1969 年，理查兹和阿尼塔·帕伦贝格（Anita Pallenberg）有三个孩子，其中一个孩子在两个月大的时候死于婴儿猝亡综合征，当时理查兹正在参加一个巡演。］理查兹并没有时间搭理马龙，只要不工作，他就把自己锁在酒店房间里。在德国汉堡时，贾格尔只好负责照顾马龙，带着他去吃汉堡。

理查兹并不是个无忧无虑的人，丧子让他陷入了自责和痛苦之中，他因自己在巡演时对待马龙的态度而愧疚。马龙表示父亲不需要这么担心与自己相关的事情，他觉得还好且玩得很开心。（马龙现在也有了三个孩子。）

理查兹在 1983 年与帕蒂·汉森（Patti Hansen）结为连理，并有了两个女儿，她们现在都三十多岁了。虽然理查兹仍然会大量喝酒和吸食大麻，但早在三十多年前就戒了海洛因和其他药物。（我想你们可能猜到，里查兹并没有参加匿名戒瘾会。）他们一家住在康涅狄格州的郊区，而理查兹会开车送妻女去学校和购物。

理查兹能在早年生活中不被成瘾摧毁，可能要归功于他对音乐的挚爱。1965 年，滚石乐队（The Rolling Stones）制作了第一张唱片，到了 2018 年，七十多岁的理查兹在世界巡回演出中被问到为什么他还可以像过去几十年那样演出，他面带享受的表情，在旧和弦的基础上为观众们即兴改编演奏："就算它们是老歌，但它们也在成长……我依然在不断学习如何恰当地演奏它们。"

滚石乐队宣布他们将在 2019 年举办世界巡回演唱会，理查兹万岁！

### 案例研究：理查德·哈里斯的康复到来得更晚

理查德·哈里斯（Richard Harris）在他的演艺生涯早期就大获成功，其代表作有 1967 年出演的《圣城风云》（Camelot）。但维基百科中他的自传是这样写的：

20 世纪 60 年代至 70 年代早期，哈里斯的演艺生涯到达巅峰，同时他的生活恶习与严重酗酒问题几乎一样声名远扬。1978 年因为可卡因使用过量差点丧命后，他戒了药物。一直以来，他都有酗酒的问题，到 1981 年他才开始变得滴酒不沾，但 10 年后他开始重新喝起了健力士黑啤（Guinness）。

哈里斯从未在全国性电视节目上掩盖过自己的酗酒与康复，包括在《今夜秀》（*Tonight Show*）上他曾提到，如果自己过世的爱尔兰亲人知道他还活着而且居然不喝家乡产的饮料，会"在坟墓里闹翻天"，那时他已经成为祖父，和自己的孩子与孙子、孙女们重聚在一起。然而，他还是会出现在当地的酒吧里，喝一两杯啤酒。

寓意：就算到了中老年，人们依然可以告别过去酗酒的自己。

## 通往康复之路：拥抱生活并享受随之而来的机遇与喜悦

你或者任何人，都能够努力与他人、事件和体验建立联结。这样的过程叫作"活在当下"。在美国经典小说《布鲁克林长着一棵树》（*A Tree Grows in Brooklyn*）中，主角弗朗茜虽然生长于贫困潦倒的环境中，但她的家庭尝试给予她一切可能的支持。在她是个孩子的时候，她挚爱的父亲就因酗酒过世。尽管她没能上高中，不得不去工作，但她下定决心要充实地活着：

> 让我在生命中的每一分、每一秒都真正地活着，让我快乐，也让我悲伤；让我感到寒冷，也让我感到温暖；让我饥饿，也让我有多得吃不完的东西；让我衣衫褴褛，也让我身着华服；让我真诚，也让我虚伪，让我诚实，也让我撒谎；让我崇高，也让我罪恶。请让我在每一分、每一秒，都不要白活。

你不需要有罪恶感或撒谎！但你的确值得给自己一些放松的时间，我想你懂我们的意思。尝试着以你自己的方式充实地去生活，去体验生命中的美好与糟糕，生命是一个我们可以去探索的开放场域，而不是一个监狱。

然而，我们中的一些人花了几年，甚至几十年的时间痛苦挣扎，很明显，那些有成瘾问题的人可以从他人（除了那些主张成瘾是一种无法治愈的疾病的人）的帮助中获益——除了那种教育他们自己患了一种无法治愈的疾病的帮助。

## 生命历程项目

2008年，在《关于成瘾与康复的真相》( The Truth about Addiction and Recovery )[ 1991年出版，与阿奇·布罗德斯基（Archie Brodsky）、玛丽·阿诺德（Mary Arnold）共同撰写 ]和《战胜成瘾的七个工具》( 7 Tools to Beat Addiction，2004 )两本书的基础上，斯坦顿为一个全日制康复中心创立了生命历程项目（Life Process Program，简称LPP）。目前，人们已经可以在教练的指导下通过网络在全球参与LPP。

LPP是一个非评判、危害降减的项目，通过动机访谈（motivational interviewing），当事人和教练一起决定自己的康复目标，并且在康复的过程中努力向目标前进（见附录C中对LPP的描述）。

LPP的核心理念为，对成瘾的最佳治疗是将成瘾置于一个现实的情景下（成瘾并不是一种终身的疾病），解决当事人的情绪和其他问题，而不是让这些问题主宰当事人的生命，要让当事人获得更多技巧，同时更多地与他人和世界产生联结。

LPP是一种建立在人们的自我信念、价值、资源、优势与希望之上的工作方式，除此之外，它格外强调人们内心的追求。网络版本的 LPP 中，在阅读资料并回答有关成瘾、自己和生活的不同问题之后，当事人可以将答案和疑问发送给教练，还可以通过视频会议与教练讨论。

这里有个简单的咨询样本，当事人是有酗酒问题的女性："我在考虑养只狗，但我在犹豫这会不会是我逃避现有问题的一种方式，或许最好的方式还是直接解决当下的问题。"

教练是这么回应的："去关照并建立与另一个生命的联结总是一种有意义的尝试。试着把这种尝试看作通往世界的另一个窗口——更多地走出去，在空旷的地方散步，遇见其他养狗的人，向他们学习该如何照料动物。不要因为心爱的毛茸茸的小狗正和你在一起，而放弃对世界的探索——这个世界还有很多事物值得你去发现。"

尽管养一只狗可能是人们在与成瘾斗争中较容易采取的行动之一，但照料一个宠物也印证了本章的主旨：强化你的生命体验降低了生活中成瘾部分的比重。

值得庆幸的是，这是一个我们所有人都能——甚至倾向于——去实现的自然发展过程。不过，处理自然康复过程中的情绪问题可能就没有那么简单了。这不是我们在 LPP 中可以帮助当事人的地方，通常我们会建议他们从专业人士或助人者那里获取合理且实际的帮助。同时，我们鼓励人们接受可能出现的职业和教育机会。我们鼓励人们建立亲密关系，走进社区。我们要求人们去回顾并弄清自身的价值——寻找自己生命的追求。

这里是一个 LPP 教练对一个正在参与 LPP 项目的当事人的描述：比起养一只狗，罗伊去拥抱自己生活的方式更加彻底。在他积极生活的抛物线中，成为父亲也是重要的一部分，这一部分比扎克发生得晚，比理查兹发生得早。

## 案例研究：在 LPP 的帮助下拥抱生活

罗伊在刚参与 LPP 的时候就开始停止严重的酗酒行为，而他自此从未再次酗酒。他开始健身——改善他的健康水平和饮食——学习游泳和滑雪（可以和儿子一起运动），并找到了一份全新的工作。

作为一个科学家和无神论者，罗伊从未考虑过参加匿名戒酒会。他尝试接受 LPP 的框架和价值观是因为他需要在生命中有所改变。对他来说，最重要的价值是能够和他年轻的儿子一起健康地生活。他开始能够和他人建立关系，帮助自己社区内的移民群体。

罗伊成为 LPP 项目拥抱生活和机会的海报男孩。

康复并非奇迹般地摆脱成瘾的结果，而是意味着拥抱生活，拓展我们的视野，没有比这更好的战胜成瘾的方法了。

# 第四章

# 儿童的生命历程

虽然本书并不认为是先天的遗传基因、创伤或任何特定因素的组合导致了孩子们的成瘾问题，但我们也清楚，孩子们可能遇到了艰难的情况并发展出不同的问题，扎克的日常工作就是帮助这些孩子。在社会中，我们应该如何看待这些问题？

在很多案例中，很多人都像病理性模型看待成瘾那样看待孩子身上的问题：他们认为这些问题是无法改变的生理与大脑功能障碍。我们并不这样认为，在我们眼中，这些孩子已经很努力地在以自己的方式应对当下的情景，只是有些时候，这些应对机制让他们走向了歧途。

## 竭尽全力

我们所有人都知道，孩子们常常会以特定的方式获取大人负面的关注。你是否曾经看到过小孩子故意去做一些明知肯定会被惩罚的事情？他们甚至会在大人哄骗、强迫、贿赂、怒吼，甚至打他们的时候依然去做这些事情。这些孩子明知道自己会被惩罚，他们为什么还是会重复这些行为呢？

在和各个年龄段孩子接触的时候，扎克经常需要应对这个问题，尤其是孩子们突然情绪很激动的时候。家长、老师甚至孩子们经常问他："为什么我会不停地去做这些事情？"

答案是：如果一个孩子面对外界期待或要求时没有足够的应对技巧，那么任何他能够预测到的结果都算奖赏。孩子会很自然地寻求奖赏和这种可预测性，就算这伤害了他们的自尊心，也给他人带来问题和麻烦。儿童发展专家罗斯·格林（Ross Greene）在《暴躁的孩子》(*The Explosive Child*)一书中这样解释那些"发脾气"的孩子：

> 当生活的要求超出了孩子的适应能力时，他们会出现各种各样的反应。有些会哭，或生闷气，或噘着嘴，或抱怨，或退缩，这都算温和的反应。有时，他们会有一些更剧烈的反应，例如尖叫、咒骂、吐唾沫、踢打、损坏公物、撒谎、逃学。甚至还有一些极端的反应，例如扣吐、自伤行为、酗酒或过度使用药物、用刀或枪伤人。

这些行为会导致成人和其他孩子以负面的方式回应他们，而这些回应会让孩子内化一种负面的自我形象。虽然孩子通常会在长大后摆脱这个阶段，但如果他们没有足够的条件为自己创造积极的经历，他们就可能需要很长一段时间才能走出来。格林这样写道：

> 当外在要求远超孩子的适应能力时，这些行为可能就会出现。为什么有的孩子可以用温和的方式来应对，而有的孩子以如此剧烈的方式来应对？这是因为当外在要求超越自身极限时，有些孩子拥有让自己"坚持住"的技巧，而有些孩子没有。

就像人们贴的标签，成瘾者和酗酒者会寻找到让他们感到最满意的奖赏，孩子也是一样。雅尼娜·菲茨杰拉德（Jeanine Fitzgerald）在《互动之舞》（The Dance of Interaction）中描述了一个很好的例子：

有一个理论被称为"受潮薯片理论"（soggy potato chip theory）。这个理论基于一种想法，即如果让一个孩子在新鲜干脆的薯片与受潮的薯片中作出选择，他会选新鲜干脆的薯片。但如果放在这个孩子面前的只有一包受潮的薯片，如果不选就什么都没有（即什么薯片都没有），他就会选择受潮的薯片。

薯片的比喻其实与正向关注、负向关注，以及被忽略有十分直接的联系。如果在正向关注（脆薯片）和负向关注（受潮薯片）中作选择，孩子会选择正向关注。如果只能在负向关注和被忽略（什么薯片都没有）中作选择，孩子会选择负向关注。

## 对抗意志

为什么不命令孩子乖一点，就像有些人告诉成瘾者应该停止自己的成瘾行为？

在成瘾治疗中，最受欢迎的治疗形式（甚至那些慢性脑疾病专家也很喜欢）叫作动机访谈（motivational interviewing，简称 MI）。心理学家威廉·米勒（William Miller）及其同事共同发展出这种治疗形式。动机访谈的理论基础为人们的阻抗现象：告诉人们去做什么，反而会让人们表现出抗拒或对立反应。例如，"你应该戒烟了"会引发"我需要抽烟，以让我的体重不增加"这样的回应。孩子们同样容易出现这样的反应，发展心理学家高登·诺伊菲尔德（Gordon Neufeld）把这种反应叫作对抗意志：

> 对抗意志就是当一个孩子拒绝被人控制时的直觉反应。这种阻抗可能会以各种方式呈现，例如反对、负面情绪、懒惰、不服从、不尊重、缺乏动机、厌烦、不可救药，甚至反社会的态度与行为等。当然，孩子还有可能以拒绝学习的方式来表达他们的对抗意志。
>
> 尽管这种对抗意志的表现有着不同形式，但它内在的动力远没那么复杂，它只是对感知到的控制或强迫的防御性反应。

## 命令孩子的后果

既然容易失败，为什么还有这么多成人命令孩子听话？想象以下场景：

◆ 母亲和孩子买完了生活所需的食品和杂物，她两手满是购物袋，告诉孩子他们得走了，可是孩子不愿意离开。

◆ 因为父母命令他"整理好自己的房间"，一个孩子冲父母吐唾沫、咒骂。

◆ 老师制止一个学生将铅笔在教室里扔来扔去的行为，但该学生拒绝听从老师的话。

成年人在以上任意场景中最自然的反应可能就是命令孩子听话，或者强迫孩子离开这样的场景。大家完全能理解这种自然的反应，虽然它可能阻止孩子表现出我们不想看到的行为，但很有可能无法防止孩子在未来继续表现出这些行为。（如果运气好，你的命令可能恰好让孩子不再捣蛋，但是这样的不捣蛋或许只出现在你和他在一起的时候，而非所有场景中，并且还可能让孩子感受到憎恶与恐惧。）

迅速将规则施加于孩子身上有时候是必要的，但这可能对孩子的发展产生不良影响，就算在短时间内，直接命令孩子的效果实际上也无法得到保证。

鲁道夫·德雷库斯（Rudolf Dreikurs）在 20 世纪出版的《教养新法》（The New Approach to Discipline）中也提到了正面教养。德雷库斯的理论也被重新应用于积极行为干预与支持项目（Positive Behavioral Interventions and Supports，简称 PBIS）中，这个项目鼓励教师在学校实行正面管教。

沙里·卡尔（Shari Carr），PBIS 的全球协调员，扎克在与她的访谈中问道："教养孩子最有效的方法是什么？是否有比惩罚更好的方式？"她这么回答：

> 虽然我认同行为应该有相应的后果，但那些后果不应该是严厉的惩罚，它们应该和发生的一切有关，应该是有意义的，它的目标不应该是伤害孩子。孩子们并不会从剥夺权利中学习，他们会从解决问题、向相关人员道歉，以及探索如何积极应对未来挑战中成长。
>
> 当孩子们作出一个糟糕的选择，这就是一个学习的机会。他们并不坏，他们只是作出了一个糟糕的选择。
>
> 成人的职责是帮助孩子为他们的选择承担责任。当孩子们发脾气，他们实际上是发出了一个信号，我们可以帮助他们找到新的方式，让他们能够在以后类似的情景中避免犯同样的错误，同

时获得他们需要或想要的东西。这样他们才能够变得有效能感与成就感，而不是在心里想着，"我不想去学校""怎么老发生这样的破事儿"或者"唉，这个老师就是不喜欢我"。在正面管教的影响下，每一个孩子都获得喜爱与尊重，因此问题不复存在。现在，我们可以帮助孩子们获取一些适应性的基础社会认知技巧。

当然，有一些底线没有商榷的余地，例如安全、守法和对他人的友善。每一个人都有权利被尊重，但其他的东西都是细枝末节。因此，我们必须对"规则"和"不遵守规则的后果"有一致的理解，但解决这些问题不应该被看作一种惩罚。当孩子将这样的过程看作惩罚时，他们会认为它是负面的东西，是需要去回避的东西。因此，他们将更倾向于自己原来的选择，而不是跟成年人沟通。

## 童年时期的逆反行为循环：理解逆反带来的影响

在童年发展性问题中，最核心的问题是孩子不顾负面的后果，持续寻求可预料的奖赏，就如同成瘾问题。在这些问题（包括成瘾问题）中，孩子们对负面后果视而不见，我们也会看到人们常常去追求那些短暂而虚幻的快感，不顾及因此带来的长期痛苦。对比儿童的行为问题与成人的成瘾问题，尽管有时这两种行为会失控、脱轨，但我们可以看到这两种行为中的常态，在这些自我挫败行为中理解它们的本质与发展路径。

在孩子身上，我们发现，甚至连惩罚都能成为奖赏与肯定的临时替代品。

扎克帮助过的大部分孩子都经历着这种令人困惑的社会性矛盾，

对他们来说，一切就像下面的循环，整个过程与成瘾过程极其相似：

◆ 面对社会压力或学业压力，他们没有能力应对。

◆ 他们无法满足这些要求，因此以负性或不适宜的方式来应对。

◆ 就算他们尝试获取控制感并在生活中寻找可靠的满足，这种尝试依然让他们感到很无力。

◆ 对他们来说，最一致的社交模式变成了：他们被期待以特定的方式去行事；他们的行为不符合期待；他们得到负面的反馈。

◆ 虽然他们并不享受自身感受到的失控感或得到的负面反馈，但他们继续以同样的负性方式去应对。

◆ 他们越这么做，就越感到痛苦，他们内在的"坏孩子"形象（自我形象）就变得越牢固。

◆ 这种模式会一直持续下去，直到他们发现更有建设性的方式以满足自身对肯定的需求，摆脱他们童年的"障碍"。

### 案例研究：为什么这个孩子不能做点积极的事儿

扎克被要求对一位被诊断为对立违抗性障碍（oppositional defiant disorder）——这个临床术语意味着这个男孩从来不肯做他应该做的事情——和注意缺陷多动障碍（attention deficit hyperactivity disorder，简称 ADHD）的 17 岁男孩（以 DJ 指代该男孩）开展工作。DJ 不愿意完成写作作业，尽管他很聪明，但老师觉得他在故意扰乱课堂教学。

DJ 的父母给扎克看了老师写的笔记："DJ 显然很聪明，而且在很多场合能够流利地表达自己，但是他拒绝完成他完全有能力完成的短文写作作业。我告诉他，这会影响他的成绩，但无论我说什么似乎都无法影响他。他就是不完成作业。当我提醒他没交作业时，他发了一通脾气。"

这名老师将 DJ 没有完成作业的行为归结为他有反社会性人格，这也导致 DJ 被诊断为对立违抗性障碍患者。

DJ 的学业辅导咨询师观察到他与老师之间的矛盾，将 DJ 的父母转介到扎克这里。她建议这样帮助 DJ："DJ 被诊断患有对立违抗性障碍和读写障碍。我们需要讨论如何更好地帮助他适应这些问题，包括删减作业中读写的部分。"

DJ 就这样被两种矛盾的观点弄糊涂了，一边是老师对他的看法（"他正在破坏教学秩序，故意让我生气"），另一边是咨询师对他的同情（"他不需要做那些他没能力完成的写作作业"）。

扎克在学校档案中没有看到任何一处记录了 DJ 自己对此的看法，他就此询问了 DJ。DJ 说："虽然我知道怎么读、怎么写，我也知道现在发生的一切，但要让我就靠这么点东西来写周记，还不如让我去开飞机。"

DJ 对写作作业的抗拒引发他与老师之间的斗争，并因此导致了他的反社会行为。更糟糕的是，他自己也认同了问题制造者这一身份，觉得自己不可能为班级作出任何贡献。

将 DJ 的对立违抗性障碍诊断放置一边，扎克帮助 DJ 在这个班级中形成了一幅关于未来的美好蓝图，第一步就是让 DJ 在扎克的帮助下分析并理解自己所处的恶性循环。

他被要求花费精力去做他不确定该如何完成的写作作业。

然后他拒绝完成作业，并变得有防御性，为了隐藏自己的尴尬，他开始大声喊叫及辱骂。

他无法表现出他从未接收到的积极反馈，而他感受到的无力感让他只能表现出负面行为。

DJ知道如何创造出一个可预测的模式：他被要求完成写作作业；他拒绝完成作业；他获得了一个负面反馈。

虽然DJ并不喜欢失控感和自身行为带来的负面反馈，但是他始终以这样的模式行事。

扎克注意到，没有人帮助DJ摆脱这样的循环，所有人都尝试过的方式包括哄骗、强迫、命令、惩罚，但无一有效，最后咨询师给出免除所有写作作业的建议。

为了以积极的方式参与课程，DJ和扎克一起找到了第三种选择：重新修正DJ的行为模式，让他能够达成能力范围内的目标。在扎克的帮助下，DJ找到了他缺失的东西：

- ◆ 动机；
- ◆ 自控力；
- ◆ 找到选择；
- ◆ 为DJ的积极体验带来奖赏与他人的积极反馈；
- ◆ 与他人的联结。

在扎克的帮助下，DJ开始使用自己真实的技巧与热情去获得他缺失的东西。

扎克问DJ："你说你知道怎么读、怎么写，那你都写了些什么？"DJ拿出一本画了好多页卡通画的螺旋记事本，这些卡通画还有完整、有趣的故事情节和对话！

"DJ，我完全不知道你画过这些！这太棒了！"扎克惊呼道。扎克希望寻找到一种帮助DJ在教室中掌控自己的技能与兴趣的方法，他与 DJ 和老师共同精心设计了一个可施行的课程计划，每一节课 DJ 都会和其他人一起学习课程材料，但不用写周记，而是以政治性卡通画的形式来展示他对课程材料的理解，并附上几句有关绘画的描述。DJ 愿意实施这个课程计划。

第一天，DJ 充满热情地投入自己的第一份卡通画作业之中，他有信心、有能力且享受完成这样的作业。他在作业中画了两位著名的政治人物，还画上了总结他们最出名的政治观点的气球。

DJ 的绘画技巧与对政治领域的理解给扎克和其他所有人留下了深刻的印象，而政治卡通画成为 DJ 作业的常规组成部分。他开始向同班同学展示自己的作品，甚至他的老师都开始以他的作品为材料来讲解课程内容。

利用已有的天赋来获得积极的效果，DJ 开始用一整页的文字来描述每一份卡通作品，而现在他写下的字数早已远远超过他最初同意写的字数。

扎克决定帮助 DJ 拓展他创造力的使用范围："因为你已经完成了我们之前共同的约定，所以我有一个提议，如果你为每一幅卡通画都写上几句话，我就将你的作品彩印后作为一本书出版。"

DJ 充满自豪地接受了这个提议，正如他们所约定的，他现在已经是一本出版的卡通画的作者了。


DJ 的问题行为既不是出于恶意或某些脑神经障碍，也不是因为他无法完成作业，更不是因为他存在某种人格障碍，为了避免这些不必要的极端选项，DJ 和扎克通过解决下面的问题，重构他在学校里的奖赏框架：

- ◆ 动机＝他利用了真实的技巧与激情去发现生活中的意义
- ◆ 自控＝他发展出一套自己能控制的积极循环
- ◆ 选项＝他找到了能积极表达自己的方式
- ◆ 奖赏＝积极的反应方式帮助他提高了自尊心
- ◆ 联结＝他和扎克、老师与同学建立了健康的联结

## 学习区与精神障碍

20 世纪初，发展心理学理论家列夫·维果茨基（Lev Vygotsky）将这种在成人帮助下的儿童学习方式称为"最近发展区"（zone of proximal development）。一方面，当任务对儿童来说太过困难时，他们的挫败意味着学习没有发生；另一方面，当任务没有给儿童带来挑战时，这将使他们无聊地停留在现有的技能水平上。维果茨基认为，那些适当超出儿童现有能力的任务就位于儿童学习的最近发展区，也是我们所谓的学习区。

在学习区内的任务就是孩子们可以尝试去做的事情——实际上，他们会被前景吸引——但他们也需要他人的帮助以达成目标。在他人的帮助下，孩子们可以超越现有的水平，掌握并独立施展新的技能，当达成目标后，他们的自然反应是："下一个任务是什么？"

关注这个学习区将帮助教师、家长或其他助人者不再将孩子看作智力低下者或精神障碍患者，他们可以将学习问题看作一个需要和孩子一起完成的任务，并因此允许孩子以自己的方式去学习。只需要重新认识到这只是孩子正常发展过程中的一部分，就能够帮助孩子摆脱自己认为无法避免的恶性循环，就像 DJ 不断重复的那个恶性循环。

这样的循环和成瘾有着共同的特征，DJ 寻求他能获得的奖赏，

这样的奖赏导致了负面影响，让他感到不快乐，阻碍了他的生活并将他困在一个无法摆脱的枷锁中。当然，我们无法使用"成瘾"这个术语（我们将会在下一章节使用），因为这些受害者还是孩子，而且造成的负面影响只是短暂的、可以弥补的。

在我们的文化中，我们花费精力给人们贴上心理障碍的标签，而不是帮助他们拓展自身的生活经验与自我概念，摆脱那些恶性循环。改变是一种学习，或者说是一种学习过程，"学习障碍"和"成瘾"这样的诊断只有在它们能够帮助学习这项任务时才是有价值的。

扎克帮助孩子拓展他们的视野，这也是他帮助人们克服自身发展问题包括成瘾问题的方式。幸运的是，和扎克一样，很多人依靠自己走完了自然发展过程的康复之旅，在这个过程中他们展现出的非凡潜力是我们在面对自身心理健康与成瘾问题时所拥有的。

（附录 B《防止孩子成瘾的父母指导手册》中包含更多帮助儿童的详细步骤。）

第五章

# 儿童与成瘾

我们看到，大多数人都能摆脱自己的成瘾问题，正如我们所预料的，年轻人尤其如此。药物使用、酗酒或酒精依赖者会在青春期后期和20岁出头的人群中占据较大的比例。

2016年全美药物使用与健康调查结果显示，18～25岁的美国人中，15%的人有物质（药物或酒精）滥用障碍（substance use disorder，简称SUD）。SUD的简明定义如下："出现反复使用药物或酒精滥用的行为模式，并且常常会影响到个体的健康、工作和社会人际关系。"如本书第二章所述，从严重的行为问题到严重的成瘾问题都位于成瘾行为的连续轴上，物质滥用障碍也在其中。每6～7名年轻人中就有1人存在物质滥用障碍。

好消息是：26岁及以上人群的物质滥用障碍比例为6.6%——每15个人中有1人存在物质滥用障碍——显著下降了56%。青春期显然是一个极容易出现酗酒或物质滥用问题的阶段，但在青春期后期与成年早期，人们往往能在短短几年内摆脱这些问题，因此26岁以后还存在物质滥用障碍的年轻人不到原来的一半。本书讨论的很多真实经历都是十分常见的，如查拉维茨和本书作者扎克。随时间流逝，不断有人在人生的不同阶段告别成瘾（如约瑟夫、奥兹、理查兹还有哈里斯）。

这些人的案例让我们提出以下几个关键问题：

◆ 我们该如何说服更多的青少年和年轻人摆脱恶性酗酒和药物使用，并且更快地成熟起来？

◆ 告诉有酒精或药物滥用问题的年轻人他们将一辈子是酒鬼或瘾君子，这样会有什么后果？

◆ 我们该如何在成长过程中自然康复倾向的基础上，让更多人从自身酗酒或药物滥用问题中康复过来？

## 少年"瘾君子"

我们曾经提及格林将儿童的行为问题看作一个连续轴，一端包括DJ那样的行为问题，另一端包括过度饮酒与药物滥用问题，扎克就是一个典型案例。

因为 DJ 并没有药物滥用问题，所以没有人给他贴上"酒鬼"或"瘾君子"的标签，尽管他还是被贴上了其他的标签。这样的标签是有问题的，因为这意味着人们没有去面对真实的孩子，包括他们的想法、观点、目标、技能和动机，而这些都是扎克工作中极为重要的方面。对那些确实存在酗酒与药物滥用问题的青少年来说，给他们贴上一个永久的疾病标签会带来极大的伤害。

### 案例研究：德鲁·巴里摩尔，"美利坚最年轻的瘾君子"

1989 年，德鲁·巴里摩尔出现在了《人物》(*People*) 杂志的封面上，封面上还写着标语"美利坚最年轻的瘾君子"。自 12 岁起，她就开始使用大麻、酒精和可卡因，她自白："我是德鲁，我是个瘾君子，还是个酒鬼。"这既意味着她"在康复中"（in recovery），也意味着她可能已经戒绝了所有精神活性物质的使用。

14岁时她就进入了康复疗养所，她曾试图自杀，并在一个心理健康机构住了18个月。在这之后，她与大卫·克罗斯比同居了，因为她"需要和下定决心戒瘾的人待在一起"。1990年，15岁的她出版了自传《迷失的女孩》（*Little Girl Lost*）。

成瘾专家花了一天时间与巴里摩尔相处，她的名字已经与酗酒和成瘾不可分割了。他们向巴里摩尔解释她是如何从酗酒的祖父约翰和海洛因成瘾的父亲（她9岁时父母离异了）那里遗传了她的疾病，治疗方法为一辈子戒绝这些物质的使用。

故事并没有如此发展。巴里摩尔告别了成瘾，成为电影行业中极具影响力的演员与制作人，而早先，她将自己的成功与疯孩子的形象结合在一起。1995年，她裸体登上了《花花公子》（*Playboy*）的封面，同年，她成立了自己的制作公司，为自己主演的电影进行制片。2009年，她因在《灰色花园》（*Grey Gardens*）中的角色获得电影演员协会奖和金球奖，同年她还导演了自己的第一部电影。

2013年，38岁的巴里摩尔再一次出现在《人物》杂志上，这一次的标语是"德鲁·巴里摩尔：她是葡萄酒商""在楠塔基特（Nantucket）红酒节发布同名款灰皮诺葡萄酒……（巴里摩尔）有深厚的红酒知识底蕴，并对自己的红酒充满热爱"。

巴里摩尔花了很长时间才从早年因心理疾病与成瘾而被困收容机构的阴影中走出来，但她并未因此变得谈虎色变，2009年30岁出头的她坦白地说，"我不是个禁酒者"（即她和查拉维茨一样依然喝酒），但她说自己已经找到了生活中的"平衡"。

2017 年，40 多岁的她已经有了两个女儿，并出演了网飞系列新剧《返生餐单》(*Santa Clarita Diet*)。2018 年新一季度开始时，她接受了威利·盖斯特（Willie Geist）的深度访谈。在《返生餐单》开拍之前，巴里摩尔为抚养两个女儿暂时停止了自己的演艺事业，因为她认为自己被过度曝光在公众的视野下。刚签下这出新剧合同的她婚姻破裂，正被困在一个"黑暗可怖的地方"。

我们应该注意到，巴里摩尔本人或者任何认识她的人都不会认为，成瘾复发对她来说是一件遥不可及的事情。巴里摩尔拥抱了她的整个人生，接纳早年经历过的逆境，将过去的成瘾看作自己当下的历程，而非一种终身的疾病。

实际上，她担心自己的女儿可能从来没有遇到过困境，她感到人们必须通过逆境去更完整地发展自己，她只提醒自己的孩子守住人生中最重要的两个灯塔：善意（kindness）与安全（safety）。

我们将回到巴里摩尔的智慧中来（尽管她从来不假装自己是个智者），包括她建议的拥抱生活、面对逆境，还有当我们谈到减少危害时关注的保证安全。

尽管巴里摩尔声名远扬，但从告别药物成瘾的角度来说，她的人生并无特别之处，这也反驳了当下认为不只是成人，还有不断增多的孩子必须被永久诊断为成瘾障碍患者的美国成瘾康复理念。奥尔基德康复中心（Orchid Recovery Center）在《儿童药物成瘾，德鲁·巴里摩尔》(*Childhood Drug Addiction, Drew Barrymore*)中提到：

德鲁确实经历过极为艰难的几年，不过她坚持戒瘾似乎已经有很长一段时间了。尽管作为名人，她曾经有过很多出格和糟糕的行为，但她从未被发现重新开始使用药物。她似乎能够运用自身的天赋工作，从自身信念出发为他人服务与坚持慈善事业，并且发现身边善良的人们。

这篇评论中的巴里摩尔似乎随时都有从成瘾的悬崖边坠落的风险，她也很少回避这一点。即便如此，还有人认为这样的评价给予了巴里摩尔太多褒奖，斯坦顿在《今日心理学》（*Psychology Today*）中写了一篇关于巴里摩尔的文章，有人评论道："她就是在拒绝接受现实，我希望她身边有人能让她好好清醒一下，告诉她真相，她必然会因成瘾和酗酒而死。"

这样的想法虽然极端，但其实就是我们这个社会对成瘾的基本看法，并且有数百万不为人知的成瘾者的生活同巴里摩尔相差无几。NESARC 研究结果显示，84％的尼古丁成瘾者，91％的酒精成瘾者，97％的大麻成瘾者，99％的可卡因成瘾者，都会在一生中的某个时刻告别成瘾。大多数摆脱酒精依赖的人，尤其是像巴里摩尔一样年轻时曾经出现过酒精依赖的人，都会继续喝酒。

虽然巴里摩尔从来不曾就她如何摆脱成瘾进行公开演讲，她更希望将焦点放在自己的成就上，但我们能够从巴里摩尔和他人的经历中发现很多有益且必要的经验。

在美国，不计其数的卫生部官员与缉毒警察声称成瘾是一种脑部疾病，没有人可以摆脱它的影响。然而，政府研究结果与周围人的真实生活经历告诉我们，这并非事实。

儿童和青少年药物滥用的现实:

◆ 没有人命中注定会成瘾。

◆ 早期使用娱乐性药物可能会(也可能不会)造成负面影响,这些影响可能会十分严重,但这样的经历并非意味着终身审判。

◆ 想摆脱早年物质成瘾问题就要去尽可能地拥抱生命及其带来的礼物。

◆ 将孩子(或者任何人)贴上成瘾者的标签无益于他们的康复,我们不应该这么做。

## 一个儿童成瘾的案例

青少年常常会陷入酒精或其他物质导致的自我挫败漩涡之中,而这些物质常常也会对他们造成严重甚至永久性的伤害。但这并不意味着儿童面临的问题仅仅如此,不是所有的成瘾都与物质相关。

2018 年,游戏成瘾被世界卫生组织列为精神障碍。根据世界卫生组织的定义,对游戏成瘾者来说,游戏的重要性凌驾于其他生活事件之上,并且会出现不顾负面影响依然持续或不断递增的游戏行为。

### 案例研究:马克的游戏行为

11 岁的马克是一名五年级学生。他抱怨说没有人喜欢他,虽然有一些人对他还算友好,但是不想成为他的朋友。

马克有许多学习技能:视觉 / 空间想象能力,语言和逻辑 / 数理分析能力。放学后,马克会玩电子游戏,和其他陌生玩家在网络上聊天,这对他来说"超级有趣,世界的另一端有人能够真正理解我、喜欢我,因为他们也玩游戏"。电子游戏给予马克兴奋感和联结,这满足了他在学校里和生活中无法被满足的需求。

马克逐渐变得过于沉迷在电子游戏的世界里，他开始与现实生活脱节，他开始不去上学，甚至为了一整天在家玩游戏而装病。他的学业开始落后，并逐渐脱离校园生活。当回到学校时，他不得不补上所有落下的功课，这反而剥夺了他最需要的东西——与他人建立联结的机会。

就像本书提及的很多人，马克陷入一个无法停止的恶性循环。难以与他人建立联结导致他开始将自己与身边的人隔离开，因此他更加远离校园中的积极活动，从而让他更难以结交朋友。雪上加霜的是，他还面临所有积攒起来的未完成的作业与学业上额外的压力，面对这些，他的反应是玩更多的电子游戏，这是他确认能够缓解自身压力并且获得自尊与联结的方式，尽管这些感受转瞬即逝，并不那么真实。

我们可以看到马克正在一条歧途上越走越远，但他只有 11 岁，还有长远的未来，值得认真、充实地去过自己的人生。

马克可以清晰地说出对他来说好的生活是什么，它会带来什么样的感受："做一个好人，意味着要诚实、有礼貌，照顾好自己，比如吃健康的食品和经常锻炼，还有在学校表现优秀。"

但实际上，马克因为自己的生活而感到痛苦。与自己表达的价值观相反，他将自己隔离起来，他不去上课，他向父母撒谎，因为害怕承认真相（他下楼是为了玩游戏而不是做作业）会让他们惩罚自己，并且禁止他玩唯一能让他感到快乐的游戏。

要想帮助马克解决过度沉迷于游戏的问题，就必须为他找到在真实生活中与真实的人建立联结的方法，这也正是马克的老师帮助他的方式。

## 马克的回归

马克的父母将他们对孩子的担心告诉了马克的老师斯蒂文森先生，他对这个问题的态度十分严肃，但并没有因此惊慌失措。在上学的第二天，斯蒂文森先生在班级里组织了一个技术小组，他早有计划为马克的班级组织这个小组。

斯蒂文森先生将学生分为几个小组，他们会一起研究不同的电子游戏。这个项目的目的是帮助学生用电子软件设计属于自己的电子游戏。虽然斯蒂文森先生知道在这样的小组里马克会感到焦虑，但他了解马克擅长计算机技能，也很愿意帮助别人，而且马克对电子游戏十分了解。在这个基础上，斯蒂文森先生将马克指定为所有小组的技术协助员。

没多久，马克就成为班级里最受欢迎的人，他不停地回答同学的问题："这个我应该怎么做？""你最喜欢的游戏机是什么？"这些都是马克最擅长的东西。

斯蒂文森先生请马克在很短的时间内为班级里的学生设置一个在线讨论区，马克很高兴地在家里完成了这个任务，这也让他多了一条能够与同学交流的途径。

马克现在能去上学、参与课程并在假期与朋友一起玩游戏。他的父母说他在家里变得更加有礼貌和有存在感。虽然他玩游戏的时间并没有减少，但他会为了了解游戏去玩更多种类的游戏。与此同时，他能在游戏、生活、社交与学业努力中掌握良好的平衡。

斯蒂文森先生并不认为自己是一个成瘾专家，他认为自己是一个很敏感且有弹性的教师。通过关注马克的优势和在课堂上存在的机遇，他为马克创造了一条新的道路，这条道路在当下的课程环境中整合了马克已有的技能。在这样的支持下，马克逐渐能够找到一种不需要放弃游戏的积极生活平衡，这也是危害降减的例子之一。

马克的案例展示了玩电子游戏本身并非一种行为障碍，只有当它开始危害青少年的认知与社会发展时才会成为一种障碍。也许一种更恰当的看法是，将玩游戏看作存在适应困难的青少年可能找到的一种并不健康的解决方式，而非简单将玩电子游戏的行为贴上"成瘾"的标签。

我们也应该问自己，将马克诊断为患有"游戏障碍"（gaming disorder）是否真的有助于他的成长。[1] 无论他的行为多像成瘾，无论世界卫生组织增加多少诊断类别，在任何情况下我们都不应该将马克定义为一个"游戏成瘾者"，尽管游戏是他生活中无法割裂的一部分。

---

[1] https：//www.youtube.com/watch?V=q61v9K578OA，在这个You-Tube视频中，斯坦顿和一群青少年一起讨论什么时候玩游戏会变得不那么健康，甚至会成瘾，又是什么导致了这样的失衡，如何帮助有潜在成瘾问题的朋友——所有内容都利用了这些青少年已有并认可的资源和觉察。

# 第六章

# 疾病、失调和自我实现的预言

人们会对很多事物发展出成瘾行为，其中也包括了药物，但药物并不含有任何令人难以抗拒的化学物质以让人成瘾，并不存在任何像开关一样的生理机制，可以简单地让成瘾状态出现或消失。就像查拉维茨在《未曾破碎的大脑》、马克·路易斯（Marc Lewis）在《欲望的生物机制》（*The Biology of Desire*）中描述的那样，成瘾通过人类正常的奖赏与大脑系统进行运作。当一个人能从特定物质或行为中获得需要的奖赏——可能是快感，但更多情况下是心理解脱或补偿——而在个人生活其他领域中无法获得恰当的奖赏时，成瘾就会出现。

当成瘾者发现在这些破坏性行为之外还有其他有吸引力的替代品，他们就可以发展出新的积极行为模式（就像查拉维茨、路易斯和其他很多人那样）。这是一个正常的生命发展过程，对我们所有人来说都可能经历这一过程，但是对孩子们来说，他们更可能经历这一过程。

美国主流社会大多以病理性理念来看待成瘾，其实这也是美国历史上特有的节制性传统在现代的延续。这样的观念在当代社会随处可见，从 2016 年奥巴马政府发表关于阿片类药物危机的卫生部报告，到特朗普政府在阿片类药物问题上对克里斯蒂的委任。[①] 虽然路易斯、斯坦顿和其他很多人都已证明病理性理论模型是错误且无效的。

同时，以成瘾为主题的电视节目——从 1998 年比尔·穆瓦耶（Bill Moyer）的 PBS 电视台五集电视剧《近乡情怯》(*Close to Home*)（第一集名为"被绑架的大脑"），到 2007 年以诺拉·沃尔克（Nora Volkow）与美国药物成瘾机构为素材的 HBO 电视台成瘾主题电视剧，再到 2018 年 PBS 电视台最新的成瘾主题电视剧——都宣称证明了（2018 年 NOVA[②] 再次重申了）"阿片类药物成瘾对大脑的影响，循证的治疗方式可以拯救生命"。NOVA 也指出，尽管这样的治疗项目已经有几十年的历史，但美国正经历着"成瘾问题的泛滥流行——这是美国经历的前所未有的致命危机"。2017 年 12 月刚刚结束播放的 PBS 电视台特别节目《解决成瘾》(*Dealing With Addiction*)，主要目的在于让大众更好地理解成瘾。

所有这些关于成瘾的电视节目有两个值得注意的共通点：

◆ 尽管这些电视节目介绍了有关成瘾的全新科学发现，但它们并未因成瘾的脑神经病理性模型无法阻止当下成瘾泛滥流行而放弃这些理念，同时它们过分高估了成瘾的流行及其造成的破坏。

◆ 基于成瘾的脑神经病理性模型的治疗方式从未在节目中出现，节目中反而出现了穆瓦耶热爱的匿名戒瘾会与 12 步成瘾法、被 HBO 列为最佳治疗方式的动机访谈，以及 NOVA 对危害降减法的强调，即为致幻剂成瘾者提供更安全的

---

① 2017 年特朗普任命克里斯·克里斯蒂来帮助政府解决当下阿片类药物流行的难题。——译者注
② 美国著名科普电视节目。——译者注

药物或替代品，如致幻剂阻抗药［如纳尔康（Narcon）和纳洛酮（naloxone）］，还有替代性致幻剂［如丁丙诺啡（buprenorphine）和美沙酮（methadone）］，以对抗用药过量。

这样的特点似乎与近些年来不断高涨的反疾病运动背道而驰，就好像科学，以及那些病理性理论的坚信者无法面对成瘾问题的挑战。

尽管成瘾研究有了很大进步，但是 2017 年阿片类药物（包括止痛药与海洛因）的致死人数再次刷新历史纪录，同时可卡因与甲基苯丙胺的致死人数也出现了激增，苯二氮卓类药物的情况也是如此。1999—2015 年间，阿片类药物的致死人数出现了 350% 的增长，这似乎已超出人们的想象，2016 年由合成阿片类药物、海洛因、可卡因和甲基苯丙胺导致的死亡人数又创新高。尽管从 2013 年起，处方止痛药的使用量一直呈下降趋势，但药物致死人数在持续上涨，我们会在新闻媒体上看到类似"美国处方止痛药的数量出现了惊人的下降"的头条，与此同时也出现如"西弗吉尼亚州处方止痛药的数量出现了明显下降，但因阿片类药物使用过量而死亡的人数仍在不断上涨"的报道，西弗吉尼亚州已成为美国药物致死率最高的州。

就算在坚持药物协助治疗（medicine-assisted treatment）的州，药物致死的人数也在不断上升。最终出现了这样的论调，即认为现代治疗方法让药物致死人数保持在了稳定的水平。当然，只有时间才能证明这个论调正确与否，还有它提及的稳定水平究竟有多普遍，全美因药物而死亡的人数依然是个庞大的数字。当今美国社会的用药管理及其产生的影响，已经迫使我们希望为这一迫在眉睫的社会问题寻找奇迹般的医学妙方。

斯坦顿在自己撰写的多篇文章中，包括为《今日心理学》撰写的《前所未有的药物致死率究竟缘何而来》( *Why Our Drug Death Epidemic Is Worse Than Ever* )一文，都预测过当今美国解决药物致死问题的方式只会导致问题的恶化。基于脑神经科学的病理性理论将成瘾看作慢性且无法治愈的大脑疾病，与其类似的观点则将所有成瘾与心理问题归咎为童年创伤，这两者都忽视了药物成瘾与相关死亡的真正原因。这些理念让人们陷入成瘾的泥潭与思维模式之中不可自拔，而不允许他们摆脱过去的影响。只要我们给予自己空间、时间和机会，我们就可以像巴里摩尔、扎克、查拉维茨、路易斯和其他许多人一样告别成瘾。

## 积极心理学

美国宾夕法尼亚大学积极心理学中心主任马丁·塞利格曼（Martin Seligman）极力鼓励人们用积极的方式来应对生命中遇到的心理障碍。虽然塞利格曼及其同事并没有特别提及成瘾，但他们的观点与成瘾、其他临床心理障碍，以及儿童的发展高度相关。

塞利格曼与约翰·蒂尔尼（John Tierney）在《纽约时报》中写道：

> 尽管大部分人都能保持乐观，但那些罹患抑郁与焦虑的人只能看到暗淡无光的未来，导致他们病症的核心问题似乎就是这一点，而不是他们过去的创伤，或是他们对现状的看法。尽管创伤的确会持续影响我们，但其实大部分人都能够在创伤后变得更加强大，只有少数人会因为过度预测可能的失败与拒绝而持续陷入

挣扎之中。研究显示，抑郁症患者会以与常人不同的方式去想象更消极的未来，同时高估未来的风险。

《为何未来取决于你心》（*Why the Future Is Always on Your Mind*，即指我们作为人类不可避免地以未来取向去面对这个世界）这篇文章显示，将自己锚定在过去只会引发自我挫败。实际上，人们可以驱散抑郁，让自己感到好起来并计划未来。"当为未来作出计划时，人们会表现出更高水平的快乐与更低水平的压力。"然而，这种聚焦过去的方法成为治疗抑郁症患者的主要方法，主要的治疗形式就是创伤治疗。

### 案例研究：安东尼·布尔丹——帮助抑郁与迷茫者的最好方式

一位敏锐的记者就很多问题采访斯坦顿，并询问了他关于爱情如何影响安东尼·布尔丹（Anthony Bourdain）之死的看法，布尔丹因一段具有严重问题的亲密关系而自杀身亡。

斯坦顿为了让记者也参与讨论，询问她："我知道你不是治疗师，但如果有机会在他自杀前与他交流，你会试着怎么帮助布尔丹？"

记者犹豫地说道："探索他早年的创伤？"

斯坦顿听到记者的回答后，不禁为创伤理论在美国人心中的地位感到震惊，就是这样的影响让这位记者给出了一个错误的答案。他有些纳闷地反问："让一个抑郁的人去关注他生命中最悲惨的时刻？"

斯坦顿稍后将自己可能给予的帮助告诉了她："我会与他一起回顾他生命中的意义：他 11 岁的女儿，他受欢迎的工作，尤其是他逐渐能够理解自身所处环境的文化与政治现实，他与身边的人建立的联结，他表现出的生活之乐，他未来的电视剧制作计划，尤其是正在播放的电视剧。"这些并非对过去创伤的掩饰，而是他真实生活的一部分，只是可能暂时被他忽略了。

认为孩子们的问题源于基因并给他们贴上"患者"的标签实际上也会带来将他们锚定在过去的风险，其中最典型的例子就是注意缺陷多动障碍（attention deficit hyperactivity disorer，简称 ADHD）。2003—2011 年间，被诊断为 ADHD 患者并接受药物治疗的 4 ~ 17 岁儿童和青少年人数出现了 40％的增长，目前已有超过 10％的青少年被诊断为 ADHD 患者。这种诊断的流行让 ADHD 孩子的家长们甚至有了属于自己的杂志和网站。这些家长们被告知——尽管这一点从未被调查过——ADHD 来源于大脑多巴胺的缺乏，并因此导致青少年通过"尼古丁、咖啡因、酒精、阿片类药物、无保护性行为、色情内容、赌博、冒险行为、危险驾驶和强迫性购物"等方式来寻求额外的刺激。

为什么被诊断为 ADHD 患者的人数在青少年群体中出现如此大的增长？这种诊断几乎毫无例外地导致医生开出高效的安非他明或类安非他明处方药，而这也引发了社会的担忧。比起其他国家，美国为自己国家的孩子们给出了更多的 ADHD 诊断，而这种诊断可能会带来严重的后果，其中令人担忧的就是服用高效药物如聪明药（adderall，一种类似于利他林的治疗多动症的药物，具有成瘾性）而带来的不良影响。一个在 2005 年被诊断为 ADHD 患者的年轻人在《纽约时报》刊登的《聪明药一代》（*Generation Adderall*）这篇文章中描述了自己对聪明药长达十年的依赖，甚至还包括了他曾从药房偷药的经历。

这些诊断看上去可能帮助了很多孩子，而人们通常也接受孩子们的 ADHD 诊断。抗拒这样的诊断需要勇士一般的坚定信念，就算是对那些难以接受 ADHD 标签的家长来说也是如此，尽管他们也担心孩子会因被告知自己有心理障碍而受影响。这样的标签对所有年龄的人来说都是有危害的，但对孩子产生的影响尤其明显，因为孩子们很容易接受自己被这样的标签所定义。（"我一点也不吃惊他会扔东西，因为他有 ADHD。"）

当然，我们并不否认儿童和成人有着不同的特点，有些人会在某些领域遇到困难，有些人可能需要一段时间的治疗，然而我们应该尤其关注对精神障碍的诊断，时刻留心这些诊断固有的自我挫败的特点所产生的影响，并且寻找其他更适合的方式来提供帮助。

当今主流观点认为，如果我们不能正确诊断孩子的问题，我们就是在伤害孩子。实际上，大多数孩子不喜欢自己被贴上负面的标签，而这样的态度有时候会被称为"否认"。威斯康星大学有一个针对自我标签的研究，研究者尝试探索自我标签对那些给或者不给自己贴上"障碍"（disabled）标签的孩子造成的影响。研究者发现，仅有少部分青少年会出现给自己贴上"障碍"标签的问题，更重要的是他们发现存在这一问题的青少年有着更高水平的自我羞耻感和抑郁，同时更倾向于拥有低水平的自我掌控感。换句话说，他们以更负面的方式去看待自己并且较难作出改善。结果还显示，不仅这些青少年对自己的期待较低……与那些有着相似学业表现和行为的无自我标签的青少年相比，教师与父母也会看到这些青少年身上的能力障碍，并对他们有着较低的期待。

因此我们可以看到，就算对孩子的诊断能带来想象中的好处，但它也会让我们付出相应的代价，并且青少年群体的问题尤其难以确诊。孩子们大多都活在当下，当一个家长被告知自己的孩子被诊断为ADHD 患者且未来会受影响时，他愤怒地说道："他只是个孩子！"孩子们精神健康病理记录的稀缺、未来成长路径的不可预测性和个体发展因素的未知让任何对孩子的诊断都受到时间与准确性的限制。然而，正如斯坦顿在他所著的书籍《美国之疾》（*Diseasing of America*）中写到的，美国人格外——并且正不断变得更加——倾向于使用精神疾病的诊断标签。

扎克的家庭关系十分亲密。他的父母一直以来都给予他很多关爱，他的婚姻也充满爱与支持。他不断抓住机会，以有创意的方式将自己的技能应用到职业生涯中，让自己的职业生涯充满成就感，这包括他的音乐事业，以及他有关儿童和青少年的助人工作。但实际上，他的未来曾经并不是那么美好。童年的他曾经是一个糟糕且被疏远的学生。给他贴上 ADHD 的标签对他遇到的大人来说似乎是一件理所应当的事情。作为一个青少年，他没有办法和身边的人建立积极的关系，在青春期早期他开始出现酒精和药物滥用的问题。诊断给他带来的不良影响可能会持续很长一段时间，甚至持续一辈子。

在他二十岁出头的时候，作为一个音乐家的他陷入了海洛因成瘾的恶性循环中长达几年。在一次混合使用海洛因与芬太尼之后，他差点丧命并最终被送进了医院。在家人的支持下，他开始回顾自己的选择，并决定改变自己人生的走向，这个过程并非一蹴而就，最终在身为教师的母亲的帮助下，他开始从事与孩子有关的工作。

这份工作让他开始成长，并帮助他在自身工作技能的基础上找到其他更好的工作机会。他开始为自己的工作成就感到自豪，并从他人那里获得承认与肯定。

扎克的注意力容易快速转移，并且会突然变得精力旺盛。这样的性格特征使他在小时候被看作喧闹的孩子，后来被看作容易崩溃的摇滚歌手。但是，他逐渐找到了积极利用这些特征来发展自己与职业生涯的方法。现在，在妻子、同事，以及他工作的对象眼中，他是一个高效且热心的人。在自我反思和他人的尊重中，他对自己有了新的认知。他决定不再为自己贴上过去认同的 ADHD 标签，他也拒绝将自己称为"成瘾者"，只有拥有独立的意志与思考才能让人作出这样的决定。

扎克的个人经历让他格外留意孩子们身上的潜力，很多孩子都陷入了自我挫败的恶性循环中，就像前面提及的 DJ。他尝试寻找方法来帮助孩子们像自己一样拓展生命的可能。扎克努力发现孩子身上的优势与天赋，同时意识到有时候孩子会陷入某些行为陷阱，不能简单地诊断他们的状态。当扎克陷入困境时，他身边有足够多的人对他充满信心，他清楚地知道自己希望成为什么样的人，然后找到了对他来说有意义的人生，但这都发生在他离开学校之后。即便处于不良境地，他依然能够对自己的未来充满希望，拥有达克沃斯描述的毅力。对当今的孩子来说，这是一场艰难的战斗。

如同扎克作出的那样鼓舞人心的选择，本书的建议也许与大部分儿童行为和成瘾专家给出的建议大相径庭。这些专业人士告诉人们，面对当下困境的最好方式是为自己或孩子的行为选择一个合适的标签，但我们的理念建立在塞利格曼的积极心理学、戈登·纽菲尔德（Gordon Neufeld）的发展理论，以及达克沃斯关于毅力与坚持的研究的基础上。这些理论和研究告诉我们，每个人最终都有能力走上属于自己的积极人生之路。

任何能够减少糟糕的儿童诊断的努力都是宝贵的。扎克和斯坦顿曾对一名被诊断为患 ADHD 及其他相关障碍的 10 岁男孩吉拉德开展工作，吉拉德被告知他有着相对充满希望的预后，这在我们接触到的类似案例中是一个明显的改进。医生告诉他，他的障碍并不是持续终身的。吉拉德有着一颗焦躁不安的心，注意力在不同的事物间快速转移，吉拉德这样说道："我现在没法集中注意力，因为我有这方面的问题。但随着我长大，我会逐渐摆脱这方面的问题，因此我不应该在长大之前放弃自己。"这样有益的见解可以帮助吉拉德以更有耐心的态度对待自己，并坚持完成自己的任务。但问题是，我们真的需要这样的标签来达到治疗效果吗？

最核心的问题在于，当我们尝试帮助孩子适应自身的学习方式并支持他们发挥自己的潜力时，这些精神障碍的诊断到底是否有所助益。我们认为，在大多数情况下，这样的标签往往有害无益。

第七章

# 超越标签

## 儿童与精神障碍

2013 年由美国疾控中心公布的数据显示，大约有 20% 的孩子存在心理障碍，并预估这一比例将呈现上升的趋势。

我们想问的是：

◆ 为什么有 20% 的孩子存在严重妨碍健康的心理障碍？

◆ 这样高的得病率是否来源于孩子们生活中发生的事件？还是说 20% 的美国（或者全世界的）孩子一直都患有心理障碍？

◆ 在得到如此令人担忧的数据之后，我们是否应该像治疗天花、疟疾和艾滋病那样去改善孩子们的心理健康？

为了回答最后一个问题，医药信息网（MedicineNet）上的一篇综述表示，"每年都有约 25% 的儿童和青少年正经历着某种心理障碍，33.3% 的儿童和青少年将在一生中经历某种心理障碍"。

*ADHD 影响着约 8% ～ 10% 的学龄儿童。2% 的儿童和 4% ～ 7% 的青少年受到了抑郁症的影响，约有 20% 的青春期孩子在成年之前出现了抑郁症（我们将重点标为斜体）。比起儿童，青*

少年更容易出现成瘾、双相情感障碍，有时候也会出现早发性精神分裂症的情况。

尽管并不常见，但发展性障碍如自闭症可能会对儿童及其家庭造成严重且长达一生的影响……关于自闭症的统计结果显示，现在每 88 个孩子中就有 1 个孩子受到自闭症的影响，在过去的 10 年间增长率为 78%。

这篇综述没有提及焦虑，尽管目前焦虑已被列为最常见的儿童精神障碍之一。2017 年，《纽约时报》刊登了《为何有如此多的美国青少年正遭受严重焦虑的折磨》(*Why Are More American Teenagers Than Ever Suffering From Severe Anxiety*) 这篇文章："1985 年，加州大学洛杉矶分校高等教育研究所开始对尚未入学的新生进行问卷调查，询问他们在过去的一年中是否'被自己需要做的事情所淹没'。1985 年，18% 的新生回答是，但到了 2010 年这个数字变成 29%，2016 年这个数字已经上升到 41%。"这些数字令人震惊。

尽管很难清晰地将这些结果完全区分开来，但我们至少可以总结出以下几点：

◆ 年轻人被诊断出心理障碍与相关问题的比例高得惊人（10% 被诊断为 ADHD 患者，20% 被诊断为抑郁患者，大约 15% 的 18 ～ 25 岁青年被诊断为物质滥用障碍患者，大约 40% 的大学新生被诊断为焦虑患者）。

◆ 特定心理障碍（ADHD、双相情感障碍、焦虑障碍）的患病率急剧上升。

- 不论这些患病率的上升是因为过度诊断还是因为孩子们正面临的情景出现了变化，这样高的患病率都是非常令人担忧的。
- 当下我们为孩子提供的帮助并没有成效。

因此，我们应该尝试回答以下问题：

- 如果更多的孩子正变得焦虑、抑郁并且出现酒精滥用障碍，那么作为家长和助人者，我们可以做些什么？
- 尽管孩子会随时间与心智成熟而康复，但依然有一部分孩子在成年后存在这些问题（毕竟，16%的30～44岁成年人有酒精依赖问题），我们可以做些什么来预防这些青春期的问题蔓延到成年期？
- 如果孩子因为诊断、治疗甚至获得的帮助而给自己贴上精神障碍的标签，那么我们应该如何帮助他们更好地成长？

在回答这些关键问题之前，先让我们继续追溯扎克的故事，因为这代表着一种超越 ADHD 与成瘾标签的成长之路。

## 扎克的另类故事

扎克很冲动，注意力容易分散，从学业表现来看，他似乎是一个无可救药的学生。无论是作为青少年，还是成年后的年轻人，他注意力的不集中和多动对他的生活，包括学业与社交都造成了很多干扰，因此，对他来说，将这些症状看作 ADHD 可以让他稍微松一口气。但从某些时候开始，将自己看作一个精神障碍患者不再能为他提供帮助了。

扎克逐渐发现自己不断强调自我认同中那些负面的特点，并忽略了同样存在的积极品质，而正是建立在自身积极品质的基础上，他才逐渐形成了更好的自我认同。扎克回忆：

◆ 我被贴上了"冲动"的标签，就是这个特点让我在学校里经常闯祸，但我从未因较强的自发性而受到表扬，这种自发性让我能够用创意思维进行思考，并成功地探索周围事物。

◆ 我被人说成"无可救药的"和"失控的"，在药物滥用的行为上，这样的标签成了一个自我实现的预言，但从另一个角度来说，我寻求感官的刺激，正是因为这样我开始了作为旅行音乐家的职业道路，我开始成为儿童与家庭的咨询顾问，以及作家和播客。做这些事情给我带来了兴奋感，让我能够全身心地投入其中。如果没有这些，那么我的人生会淡然无味。

◆ 在学校的时候，我是一个"注意力容易分散""不遵守纪律"的孩子，这也导致我在课堂中常常感到不理解且无法跟上进度，这让我开始怀疑我的智商。但也是这些特征允许我在其他时候变得格外专注，我会花大量的时间来研究、创作或做那些对我来说充满趣味的事情。一直以来，我都对科学、文学和艺术领域的很多抽象概念充满兴趣，这样的兴趣引领着我走向不同的职业道路，并最终帮助我找到了属于自己的幸福。

扎克天生的特性虽然在一些情景下为他带来了挑战，但在另一些情景下为他带来了力量。这对我们来说也是如此。当扎克意识到这一点，他开始拒绝 ADHD 的标签，因为他认为这样的标签带来了侮辱与自我限制。不久后，这种自我意识与独立性让他开始拒绝身上的海洛因成瘾标签。他开始转变自己的态度，并将生活建立在能够带来意义与快乐的事情上。

扎克现在是一名 30 岁出头的受训专业人士，他已经有足够的专业知识来了解真实的自己。但在那些和扎克一样面对挑战的孩子中，有多少孩子拥有扎克所拥有的资源呢？在专业工作中，扎克很痛苦地发现，美国校园中有很多善意的专业人士都太急于为孩子贴上凸显缺陷、忽视潜力的标签。当我们告诉年少的孩子他们有 ADHD 或者成瘾问题的同时，我们很少告诉他们，他们还可以将生活建立在自身特有的能力上，而这正是扎克有幸发现的真相。

让我们回到吉拉德的故事上来，这个 10 岁的男孩被诊断患有 ADHD，同时被告知他当下的情绪与行为问题都源自他的大脑。当扎克与吉拉德在不同的情景下交流过后，他为吉拉德撰写了一份评估报告。

### 扎克撰写的对吉拉德的评估报告

和吉拉德交流是一件令我感到愉快的事情，他充满活力，是一个很有趣的孩子！以下是我对吉拉德的个人技能与成长领域的观察，主要集中于弹性、问题解决、情绪调节等方面。当然，弹性、问题解决能力与情绪调节能力是儿童发展过程中逐渐习得的能力，没有哪个孩子能够一瞬间或同时全部掌握这些能力。意识到这一点后，教师与助人者就能够以一种循序渐进的、日常化的方式来帮助孩子。当我们的看法从"这个孩子有问题"，变成"我想要帮助这个孩子发展这些技能"时，对相关的每个人来说帮助就变得不那么艰难了。

首先，我想分享我对吉拉德性情的观察（括号内的内容是给读者的标注）。吉拉德拥有这些特点：

- 有创造力。
- 有冒险性。
- 有主动性。
- 以人为焦点。
- 有交互性。
- 缺乏耐心，具有冲动性。
- 有自发性。
- 外向且多言。
- 善于说服他人。
- 有趣且爱玩。
- 总体较乐观。
- 有时候会腼腆。
- 温暖且关心他人。

（在这一组特点中，我们可以看到吉拉德特定倾向的两面性，例如他既有冲动性也有自发性，他还很爱玩。我们还可以看到他现在并没有完全投入生活，他有时候会这么做，但有时候又完全反着来，例如有时候他很外向且喜欢聊天，但有时候很腼腆。）

教师需要花费时间与精力去完成手头大量的工作，因此他们可能无法时刻关注吉拉德复杂多变的性格，但忽视可能会导致吉拉德出现"挑战性行为"。

与此同时，以下性情清单也提供了他可以为家庭、同伴或教师作出贡献的方式：

- 他可以开放地表达。

- 他拥有领导力。

- 他可以独立工作。

- 他享受和他人的共处。

- 他可以娱乐他人。

- 他在意大家是否快乐。

- 他会用有趣的评论来调节紧张的气氛。

- 他可以让人欢笑。

- 他善于合作且愿意提供自己的帮助。

- 他很善良。

从某种意义上来说，吉拉德生活中的大部分人都知道这些，而这里有很多值得我们工作的部分。①

（当吉拉德的父母看到这张积极的清单后，他们会感到多么宽慰，因为他们了解这是他们儿子的真实形象。）

当然，吉拉德也有一些性格上的盲点，这些盲点可能会使他感到迷茫或遇到问题。

- 他倾向于没有认真思索就表达自己。

- 比起学习和做事，他更喜欢和人聊天。

- 有时候他会忽略一些重要的细节。

- 有时候他会变得过分敏感。

- 他可能会鄙视权威。

- 他很容易因为例行常规而感到无聊。

- 有时候他会通过控制欲来展现自己的独立性。

---

① 扎克的性情清单强调了孩子们身上积极的品质，这来源于菲茨杰拉德的成果，我们在第四章讨论过。

我们面临的问题是，对吉拉德来说什么才是最佳的环境（包括物理环境、社会环境、教养方式还有教学方式），以便吉拉德可以发挥自己的潜能，同时在其他领域发展他需要的能力？

这就需要所有想帮助吉拉德的人回答两个关键问题：怎样才能和吉拉德进行有效的沟通（就他与我的担忧与需求进行沟通）？我们应该如何帮助他发展出更强的弹性、情绪管理能力与问题解决能力？

以下是我为所有想要帮助吉拉德的人提供的建议：

1. 指导吉拉德进步：

◆ 当他问"还有谁"时，回答他。让他知道还有谁参与你希望他做的事情。（对他来说，生活就像一场聚会。）

◆ 合适的时候，鼓励他让情景变得有趣起来，这样他可以从同伴群体中获得认同与肯定。

◆ 当他的情绪"失控"时，为他提供一种充满爱与认同的环境。（他的父母已经这么做了，但要意识到这些可能会强化他的情绪"失控"。）

◆ 他可能会充满热情地尝试做一些事情，但中途会失去耐心，可以为他提供一些短期可实现的目标，让他感觉到有成就感；教会他掌握自己的节奏，同时慢慢地延长任务的时间或者提高任务的强度；运用这样的方式来强化他对长期任务的聚焦。

◆ 由于有时候他喜欢自己的独立性，经常会就成年人给出的建议进行辩论，因此他需要确切地知道你说的话是认真的。成年人应该花一些时间向他解释情况，然后提供合理的选择，这样他可以参与选择的过程，然后坚持自己的选择。

- 吉拉德天生喜欢关心他人并且乐于提供自己的帮助。可以想象有时候他会为了维持社交和谐而忽略自己的感受。
- 和他交流时，让他了解他人的需求与意图，同时也注意到他自己的需求。

2. 以恰当的方式鼓励吉拉德：

- 让他知道他有很多积极能量，同时他多么有趣。
- 为他提供尽可能多的机会，让他能够帮助与支持别人，并就此给予他肯定。
- 当他的幽默感被运用到了恰当的地方时，告诉他。
- 当注意到他感到自信，并以快速且高效的方式作出回应时，给予他肯定。
- 告诉他你很理解有时候他希望去做那些对他来说重要的事情，并且告诉他你希望他等待一会儿并不意味着你认为他想做的事情不重要，而是意味着你希望保持一个平衡，并且希望纳入更多人，然后他能继续追求自己热爱的梦想（如他很喜欢小动物）。
- 告诉他你留意到他对别人的关怀，还有他对别人需求的关照。

3. 在校园内可以帮助到吉拉德的学习方式：

当这些有关吉拉德个人行为、识别他的真实价值观和偏好、与他沟通，以及鼓励他的问题得到解决后，我们的关注点就可以转移到他在学校的学习方式上来了，当他能够更有弹性、更好地管理情绪和解决问题时，他的学习问题也会自然而然地得到改善。

我还没有教吉拉德任何学业方面的知识，但似乎他能在以下方式中学得最好（我们可以把阅读作为例子）。

**合作 / 小组形式**：吉拉德喜欢和同学们一起学习。应该给他提供在课堂或者课外以小组形式进行学习或者游戏的机会，这样他的领导力就有机会显现出来。

**语言 / 听力**：吉拉德虽然不喜欢阅读，但喜欢聆听概念的解释，然后通过表达的方式加深自己的理解。他还喜欢听音乐和唱歌，在学习时他喜欢放一些简单的背景音乐。

**动觉**：吉拉德喜欢使用有形的材料来帮助他理解并解决问题。（和大部分人一样）他最适应他熟悉的内容和曾经做过的事情。

**互动**：就像游戏与任务中的互动，可以将互动融入阅读与写作，例如阅读并撰写电子邮件或信件。

- 吉拉德并不总能坚持完成阅读作业，因为比起一直去想，他更喜欢去做。他喜欢将任务分成不同的模块，这种方法能够帮助他完成大型任务或者项目，对阅读来说也是一样。

- 将平衡的生活体验应用于学术课题，这样的学习方式既给吉拉德带来了最佳的学习效果，也给他带来了最多的快乐（他爱自然与动物）。这样的平衡将指引他更自然地从学校过渡到更广阔的世界，同时也减少了成年人因为想改变他的学习方式而产生的干扰，以及这种干扰带来的压力。

吉拉德会好起来，特别是如果你持续不断带他去冒险——就像来见我对他来说也是一种冒险——并且展现给他看，生命就是一场大冒险！我很高兴成为他的老师。

## 如何获取特殊支持资源

我们可以注意到，扎克的报告中没有出现过任何标签，更多的是欣赏吉拉德已拥有的能力、他想追求的目标，以及如何增强他未发展的领域。更重要的是，发展他已有的优势。对比贴上精神障碍的标签，这是一种基于个体优势的方法。这种方法可以让吉拉德自信且有动力地在校内和校外朝着积极的方向发展。

由于工作特性与个人名声，扎克的工作相对独立，并与不同的学校和家庭合作。他为自己帮助的儿童提供了一个特殊的项目。实际上，没有被贴上标签的孩子通常无法获得他提供的帮助，正是通过诊断的标签，孩子们才能够获得额外的帮助与服务，有时候甚至包括有所帮助的药物治疗。

这种情况通常迫使那些不安的父母艰难地为自己的孩子找到一个合适的疾病标签，为了能让医生为孩子做那些昂贵得让人望而却步的医学检查，人们必须为孩子搜寻一个恰当的诊断标签。实际上，家长、医生和助人者都意识到了这一点，他们常常一起开玩笑地说道："我们需要给你贴上这样的标签来帮助你获得其他东西。"这些父母不得不经历的烦琐过程给了我们两个启示：

◆ 尽可能让自己避免把这样的标签当真，不要忽视了你面对的那个"真实"的孩子。

◆ 就像马克的案例，一名敏锐且有技巧的教师通常会采取扎克为这些案例列出的建议。咨询师有着不同的流派，因此他们使用这种优势取向或无标签化理念的程度也有所不同。我们希望鼓励更多的家长、教师与咨询师能够在帮助孩子的过程中听从自己的直觉。（因为我们知道很多家长和专业人士带着疑虑与保留意见去执行那些病理化理念。）这意味着，当人们与校方协商为孩子提供更多额外的服务时，他们必须清楚自己正在为孩子争取什么。当然，我们也很期待未来能有一个系统让人们不用为孩子贴上标签。如果要为一个非病理性或无标签的孩子提供他们所需的帮助，那么发挥作用的无疑是一个不带着标签为孩子提供帮助的学校或系统。

## 孩子的力量、勇气和毅力

达克沃斯发现，人们之所以能发挥自己的积极潜力，并非因为他们拥有更多的技巧或能力，而是因为他们拥有毅力：

> 通往卓越之路没有捷径。获得真实的专业性、解决超级难题，这些都需要时间，而且远比人们想象的时间要长得多。你必须应用技能并为人们提供有价值的商品或服务。毅力是你对事物的在意让你愿意为此而坚持付出……毅力是坚持做你喜欢做的事，而不仅仅是感兴趣，毅力是长久的爱。

达克沃斯将塞利格曼积极心理学中对乐观的强调延伸到毅力的行为范畴，以及灵性角度的意义（purpose），即如果以积极的角度看待生命，拥有生活的目标，孩子们就能成功。无论是个人任务还是整体成就，当孩子们相信他们的努力是值得的，他们应该继续努力追求自己的目标时，他们就能成功。

塞利格曼和达克沃斯的积极心理学理念是成瘾和心理疾病诊断标签的反面写照。在扎克的人生故事和他从事的有关孩子的工作中，我们可以看到这些理念的应用。扎克自己的人生就是从被诊断为问题孩子，转变为充满乐观、坚持和积极的人际关系并且从事自己热爱的工作。这才是孩子们发展过程中的成长之路。

　　塞利格曼和达克沃斯在研究中的发现，正是扎克在自己人生与工作中的发现，也是斯坦顿与扎克在帮助与研究成瘾者过程中的发现。所有人都可以以自己的方式进步、改善和发展，尽管有时候我们需要帮助。所有人都倾向于在这个地球上成功地活着，只要我们在此时此刻可以找到自己拥有的资源，挖掘并展现出自己的潜能，我们就可以实现这一目标。

# 第八章

# 行为成瘾及其启示

　　1975年，斯坦顿在与布罗德斯基合著的《爱与成瘾》中首次介绍了爱与性成瘾的概念，当时这个概念被世人嗤之以鼻。在某次会议中，一位著名的成瘾研究者在斯坦顿演讲后发言："我每天早上都会读报纸，但这并不意味着我对报纸成瘾。"

　　让我们回到2013年，那时美国精神医学学会（American Psychiatric Association，简称APA）公布了最新版诊断指南《精神障碍诊断与统计手册（第五版）》（Diagnostic and Statistical Manual of Mental Disorders，5th，简称DSM-5）。这本精神医学参考书具有几点重要的启示。

　　其中之一就是，"成瘾"一词并没有出现在DSM-5列举出的十一类药物中，这些药物包括酒精、咖啡因、大麻、阿片类药物、兴奋剂（可卡因和安非他明）、烟草（尼古丁）等。"成瘾"也没有出现在第三版和第四版的DSM中，代替"成瘾"一词出现的是"依赖"。然而，在DSM-5中，"依赖"一词在物质成瘾类别中消失了，取而代之的是"成瘾"。和物质滥用障碍同为一类，DSM-5列出了一个成瘾障碍：强迫性赌博。每个人都觉得这一分类令人疑惑：虽然在药物滥用中没有出现"成瘾"与"依赖"这些术语或概念，但这些词依然被专业人士与普通大众频繁使用。虽然"成瘾"这个术语或者概念确实出现了，但仅出现在与非药物相关的赌博行为中。同时，它又与物质滥用障碍被列在同一类别。

每当出现这样与常识相违背的事情时，也许我们都在见证思维革新，无论这样的思维革新多么杂乱和初始（poorly realized）。DSM-5 并没有使用"成瘾"或"依赖"来定义物质滥用障碍，而是将物质滥用障碍分为"轻度"（mild）、"中度"（moderate）和"重度"（severe），使用相同的标准来总结所有药物类型的使用者体验到的各种问题。这样的分类方法反映了，虽然那些存在物质滥用问题的人们在使用药物时从不按部就班地显示成瘾的传统症状，但是他们的生活与药物之间依然存在着病态关系（wedded unhealthily）。

因此，如果一个人无法根据民俗、传统的标准被定义为成瘾者——例如《金臂人》（The Man with the Golden Arm）中因为无法使用药物而出现戒断反应撞墙的人——那么我们又凭什么说他们有问题呢？因此，有批评者抱怨说轻度物质滥用障碍并不是一种精神疾病。他们错了，通观 DSM-5 的分类原则可以发现，手册中只纳入了导致功能受损与痛苦的行为或综合征。本书第二章描述的成瘾的过程性定义同样基于这两个概念（因此也将早间阅读报纸的行为排除在成瘾障碍之外）。

DSM-5 第二个令人震惊的启示是，使用可卡因或海洛因本身并不能构成精神障碍，其实 DSM-5 列出了一系列症状或问题。对于功能受损，可以参考第五条标准"因频繁的物质使用导致无法正常工作、学习或生活"和第七条标准"因物质使用而放弃或减少了重要的社会、职业或娱乐活动"，同时还有对于药物的耐受、戒断和渴求反应。哪怕确实存在上述问题也不一定意味着就是物质滥用障碍。当然，这不是建议人们去使用药物，但使用药物——就像玩电子游戏——本身并不是一种问题或心理障碍，更不用说它们就是成瘾行为。实际上，正如我们所看到的，大部分药物使用者并没有出现 DSM-5 列出的功能受损。

## 斯坦顿对 DSM 的研究

斯坦顿经常被医生要求帮忙评估他们的成瘾症状图表。当这些医生非法使用药物、醉酒驾驶，或在离婚过程中被伴侣指控存在酗酒或药物滥用问题时，他们会被要求到私人康复机构〔其中最有名的是哈泽尔登·贝蒂·福特（Hazelden Betty Ford）康复机构，这些私人康复机构遍布全美，尤其集中在南加州与佛罗里达州〕接受戒瘾干预，而这些评估文件都是在此过程中医生们的医疗记录。

身处此情景的医生们通常会面临外科医师健康项目（类似于员工支持项目在医学领域的替代品，在斯坦顿的印象中一般都由匿名戒瘾会组成）给予的选择：花几个月时间接受康复中心的治疗，并且几乎所有康复中心都采取 12 步疗法，如果拒绝，他们的医师执照就会被吊销。面对这样的选择，医生们只能同意暂停执业，并支付十万美元左右的罚款，尽管他们并不认为自己有成瘾问题或者对药物的使用失去控制。

然后，他们就会面对一些他们从未预期会面临的问题：

◆ 他们必须马上"承认"自己是一个成瘾者或酗酒者，且他们完全无法控制自身的物质使用问题。

◆ 他们被要求必须参与治疗项目，因为这是他们康复治疗的一部分。

◆ 他们必须参加 12 步疗法的所有疗程。

很多医生都被这些看似是医学性质康复项目的组成部分震惊了，这与他们作为医生治疗患者的方式有着天壤之别，在他们的治疗中患者的信仰和偏好都受到了尊重。但他们只能硬着头皮表示同意，因为如果不同意，他们就会被康复中心踢出治疗项目，从此不能再作为医生行医。

这些折磨结束后，尽管他们已经离开了康复中心，但他们发现自己必须继续达成康复中心的所有要求。他们还需要接受测试以保证他们完全保持戒瘾的状态，包括不喝红酒或者啤酒，哪怕喝酒对他们来说从来不是问题。

对一些医生来说，这样永不停歇的扮演游戏远超出他们的承受范围，因此他们聘请律师来抗议这些要求。然后，这些律师就会聘请斯坦顿评估他们的成瘾者或酗酒问题的诊断（用 DSM-IV 中的术语来说则是物质依赖障碍）。

尽管所有康复项目都基于 12 步疗法，但康复中心必须在斯坦顿评估的医疗记录中按照 DSM 的诊断标准来解释自己的治疗行为。这两种治疗成瘾的方式并不相同。实际上，斯坦顿是 DSM-IV 物质使用障碍顾问组的成员，并参与了诊断标准的制定。

◆ 如前所述，DSM 并没有使用"成瘾""酗酒""成瘾者"或"酗酒者"等术语。

◆ 对任何物质的使用，哪怕是对这种物质的日常使用，在没有符合特定诊断标准时，都无法被诊断为物质使用障碍。

◆ 康复并不需要戒绝物质的使用，只要物质的使用不再成为问题。

◆ 当物质使用问题不再出现时，个体就被认为已经达到了长期康复的水平。这意味着，DSM将成瘾或者相关障碍看作一种受时间限制的疾病。

当然，个体很有可能需要依靠自身偏好的治疗流派来解决他们存在的问题，无论是焦虑、婚姻问题，还是缺乏生活激情或工作动力等。无论他们是否为药物成瘾者、酗酒者或物质使用障碍者，他们都会遇到这些问题！这些案例需要斯坦顿提供专业评估这件事令人感到吃惊。很明显，即使是那些精神科医生（当然包括那些康复中心），也没有意识到他们专业领域内的诊断圣经DSM传达的信息，而这些信息与12步疗法的理念几乎背道而驰。

## 成瘾定义的演变

正如斯坦顿与布罗德斯基在1975年出版的《爱与成瘾》一书中提出的观点，2013年，美国精神病理学界在最新的诊断手册中最终承认了成瘾并非仅限于或仅出现在药物中。这样的改变是有意义的，尽管意义十分有限。然而，认为人们在药物之外可能只会对赌博成瘾，而不会对性、购物、吃、电视、电子游戏、手机或任何人们以冲动并具有破坏性的方式做的事情成瘾，是一件太过荒谬的事情。

其实，成瘾的对象并非仅限于事物，它也可能出现在我们的生活中，出现在人们的活动以及参与的过程和结果之中。DSM-5部分承认了这一点，但它并不能公开宣称这一点。也可以说，DSM-5和成瘾领域的专家尚未意识到自身理论逻辑造成的影响。

无论DSM-5如何描述成瘾，任何想要帮助成瘾者的人都需要认识到成瘾发展的整个过程。正如第一、二章所说，人们可能会以破坏性的方式投入任何沉浸式的体验，而人们需要考虑的重点十分明确：这个活动或体验到底在多大程度上影响了你或他人，你有多希望改变。斯坦顿的生命历程项目并不将人们的习惯看作成瘾、酗酒等，而是让人们去关注自身习惯造成的问题和他们改变的动机。

人们是否认同他们的成瘾行为并不只限于药物或酒精？是的，他们的确认同。

### LPP 案例研究：进食与锻炼成瘾

因为自身的强迫性进食、抑郁和焦虑，一位来自共和党主导州的女士开始寻求 LPP 教练（同为女性）的帮助，她将这些问题与自己想要做个完美的母亲、妻子和基督教徒联系在一起。她的教练是这样记录的：

"贝亚是一位南方浸信会（Southern Baptist）的教徒，从小接受父母严格的教养，不接触酒精，不参加舞会，同时她被要求必须完全遵守教会的教义。

她的父亲因为饮酒被驱逐出了教会，而他的去世也与酗酒部分相关。她很爱父亲，但当他成为一个酒鬼之后，她感觉到羞耻并且和他完全断绝了关系。

强迫性进食和作为补偿而出现的强迫性锻炼使她感到十分痛苦，并因此减少了社交和日常活动。"

LPP 也可以帮助成瘾性进食行为，如贪食症或厌食症所呈现出的行为，通常贪食和厌食会交替出现。对一个目睹了父亲酗酒的女性来说，这些行为表现出的成瘾性显而易见。就像其他来访者或普通人，她能够直觉地意识到成瘾的过程并非源自药物或酒精本身。

教练十分尊重贝亚为了自身家庭与信仰的奉献精神，但这种奉献精神似乎并没有成为引领她获得个人健康与幸福的"北极星"。在存在进食问题的同时，贝亚会拼命地锻炼，有时候甚至会出现伤害自己身体的情况。同时，她还出现了剧烈的情绪波动。贝亚意识到，她必须找到一种更自然、更没有限制的进食和锻炼模式，一种更能给予她支持，让她感到平静的生活方式。

贝亚的教练开始和她一起发展一种适度的锻炼项目，同时帮助她减轻作为母亲的压力。贝亚希望她能够不对孩子提出那么高的要求，从而可以让她更享受与孩子在一起的时光。她也开始暂时离开家庭以享受属于自己的时光，例如培养兴趣爱好和做自己喜欢做的事情，等等。这些事情让她能够以更自然的方式来处理自己的情绪问题。例如，她开始享受园艺，并能够放松地看着小鸟在林间嬉戏。

贝亚也需要为自己的改变找到支持。首先，她必须与丈夫、孩子沟通自己的需求，而他们都很支持她。当她不再高强度地独自锻炼后，她开始和几个邻居一起每周定期散步，而这让她在教会外第一次建立友谊。

教练应用了生命历程项目的核心理念，即关注整体心理健康、价值、个人技能和资源、家庭沟通、关系与社区，以及意义（purpose），让这些成为与任何成瘾作战的基石。


### 爱与药物成瘾

一段关系会怎样变得具有成瘾性？这种成瘾是真实的吗？当在超

越机构（Above and Beyond）——一个成瘾康复中心，和不同群体交流时，斯坦顿常常会提出有关对爱成瘾的问题。身处这种艰难环境中的人们几乎马上能够理解，关系成瘾可能是最具破坏性的一种成瘾，它们往往是药物或酒精成瘾的源头。

对女性来说，男朋友或伴侣可能就是她们走向药物或酒精成瘾的原因，而对男性来说，一段失败的关系往往也是他们成瘾的导火索，因为一段失败的关系会让他们感到丧失与背叛。当然，我们不想将成瘾归咎于他人。虽然这些例子在中产阶级人士中比比皆是，但在更艰苦的环境中，成瘾会给人带来毁灭性的影响，而有关对爱成瘾的故事又是如此突出。

## 关于儿童成瘾

当下人们大多聚焦于儿童游戏或其他科技设备成瘾，因为他们尤其容易在这些领域出现成瘾行为。和DSM-5类似，世界卫生组织发布的《国际疾病分类第十一次修订本（ICD-11）》也是被广泛使用的疾病诊断手册。ICD-11将游戏成瘾列为初级成瘾障碍。尽管DSM-5没有采取这种理念，但如果一个孩子因为整天玩游戏而拒绝和其他孩子玩耍或者拒绝离开家（如第五章所描述的），那么他可能存在成瘾问题。这种成瘾是指对于特定的具有破坏性并且存在自我延续性体验的依恋，并因此妨碍了个体的生活，造成功能受损与主观痛苦（见第二章）。

科技对我们的生活产生了巨大影响。正如富兰克林·福尔（Franklin Foer）在《无脑世界：高新科技带来的存在性威胁》(*World Without Mind: The Existential Threat of Big Tech*)中所提到的，作为人类我们已经被科技重塑，科技已然成为我们意识的核心。现代社会儿童与青少年生活在科技之中，短信息、电子邮件等已经替代了人与人之间的面对面接触，甚至替代了电话交流，大部分人（包括孩子）都通过这样的方式来与他人互动。但与此同时，有如此多的人感到孤独。

科技公司熟知该如何掌控我们的意识，几乎没有人能够不受电子设备的干扰而花大量时间做一件事。对成人和孩子来说，这似乎是个无解的难题。然而，福尔并不完全是一个悲观主义者，他把孩子学习如何适当地使用手机或其他电子设备比喻为学习如何在糖的海洋中理性地吃糖。当然，尽管很多人都已经学会了该如何去做，但是无处不在的充满诱惑的食物依然导致了全球性肥胖，这种肥胖正是从美国开始的。

我们知道成人可以在健康的范围内使用药物、酒精，以及社交媒体，其实对孩子来说也是如此。只不过，我们可能会更担心药物使用对孩子产生的负面影响，但这并不意味着使用药物的孩子就是成瘾者，并且必须一辈子戒绝药物的使用。危害降减法是一种关注结果而非药物本身的干预方法，它并不要求完全戒瘾，而是要求孩子更多参与生活，通过报告卡片可以看到他们的努力，看到和他们一起交往的人，他们对家庭生活的参与，以及他们消遣时间的方法。

# 第九章

# 12 步疗法的极限

在美国，匿名戒瘾会和它的 12 步疗法几乎是神圣不可侵犯的，甚至很多反对成瘾的病理性理论的尖锐批评者，如哈特、路易斯、萨莉·萨特尔（Sally Satel）、约翰·哈利（Johann Hari）和查拉维茨都从未挑战过匿名戒瘾会，因为他们知道这样做会让那些在匿名戒瘾会中有收获的人感到不快。尽管他们相信匿名戒瘾会整体上可能只起到了反作用，但他们大多对此缄默不语。匿名戒瘾会是病理性成瘾理论的治疗模板，因此斯坦顿的观点常被认为是有争议的，尽管人们承认他是重要的成瘾治疗专家。《亚特兰大报》曾这样描述：

> （斯坦顿）始终坚持认为匿名戒瘾会并非治疗成瘾的唯一方法，并且酗酒不是一种慢性的、不断发展的疾病。他认为，大多数成瘾都是个体对个人经历的反应与文化交互作用的结果。

无论匿名戒瘾会等组织怎样申明，我们至少可以说，在美国占主导地位的 12 步疗法与康复中心，甚至整个康复运动并没有改善美国的成瘾问题。它从未阻止成瘾问题的恶化，更从未减少成瘾的出现，反而我们看到越来越多的证据显示美国药物滥用与成瘾问题正在不断恶化。与此同时，匿名戒瘾会与病理性理论阵营却在不断发展壮大。我们认为，匿名戒瘾会和病理性理论的失败是必然的，因为美国当代的康复运动忽视了人类自然成长与发展的核心原则。

让我们仔细研究一下：

**匿名戒瘾会和 12 步戒瘾治疗项目及其理念的强迫性。**

查拉维茨写道，"酒精匿名戒瘾会出现 75 年后，是时候承认我们的问题了"。查拉维茨提出，我们需要挑战 12 步戒瘾治疗项目的权威性，因为 90% 的美国成瘾治疗项目采取了 12 步疗法的理念。

当然，想要反对匿名戒瘾会和与 12 步疗法相关的团体是一件难事，因为它们是无处不在的志愿者组织。事实上，很多匿名戒瘾会的参与者是由法庭指派的，这实际上违背了宪法。想象一下，不仅交通和刑法法庭会指派人们参与匿名戒瘾会，而且有民事法庭的转介、员工协助项目的转介、医学转介和家庭干预转介，等等。每年都有成千上万的人被强迫参与匿名戒瘾会与 12 步戒瘾治疗项目。

**匿名戒瘾会与 12 步戒瘾治疗项目疗效不佳。**

2015 年，在美国成瘾治疗诺贝尔会议中，耶鲁大学急救医学教授迈克尔·潘塔隆（Michael Pantalon）针对本书的核心理论动机与短期治疗作了发言。同时，潘塔隆指出：

> 尽管 12 步戒瘾治疗项目帮助了很多人，但它对更多人无吸引力并且没有起到任何帮助作用。此外，如果从科研的角度严格看待 12 步戒瘾项目的疗效，你会发现它的成功率极低，只有 5%～10%。

如果说有5%～10%的匿名戒瘾会参与者从12步戒瘾治疗项目中获益，那么我们忽略了本书一直强调的人类自然发展过程。正如查拉维茨所说：

> 大部分人都在没有任何治疗（专业帮助或自助）的情况下摆脱了他们的成瘾，无论涉及的药物是酒精、大麻、安非他明、海洛因，还是烟草。迄今为止规模最大的调查（NESARC）发现，那些曾经符合酒精依赖诊断标准的人在过去的一年中仅有25%的人仍然符合诊断标准。尽管有着75%的康复率，但仅有25%的人获得了某种形式的帮助，其中包括匿名戒瘾会，剩下的人差不多一半选择以低风险的方式喝酒，另一半则选择完全戒酒。

由于总是有人能依靠自己康复，而参加无处不在的12步戒瘾治疗项目的人却鲜有康复的，因此查拉维茨提出了一个极端观点，即对大部分人来说，匿名戒瘾会可能有害无益。

**匿名戒瘾会阻碍了有效治疗与政策的发展。**

匿名戒瘾会在美国占据的主导位置使它能够有效禁止其他治疗酒精依赖与成瘾的方法的发展，这实在是美国的悲剧。

**匿名戒瘾会可能是有害的。**

在美国，这种负面影响被不断强化，持续有人被哄骗参与匿名戒瘾会和进入康复中心，12步戒瘾治疗项目不断影响着那些脆弱的参与者，使其经历无数次戒瘾和复发的循环。其中，最典型的例子就是位于佛罗里达州的德尔雷海岸，这里是很多成瘾治疗中心的避难所，很多成员在离开康复中心后依然选择留在这个社区，然后一次又一次地成瘾复发。

**案例研究："在反复参与康复中心的治疗后，我的女儿死了"**

一位名为希拉·汉德的女士，她的女儿伊丽莎白反复多次参与康复中心的治疗后，在 30 岁生日前去世了。

"伊丽莎白当时 24 岁，在她因违反药物管制法而在州监狱里待了一段时间后，她开始在加雷特康复屋接受治疗。这是一个全封闭式的重返社会训练所，也是新泽西州管教部门的下属机构。成年后，她开始出现对海洛因和其他药物的成瘾问题，在此之前她已经多次进出过不同的康复中心了。在结束加雷特康复治疗之后，伊丽莎白生命的最后几年依然在佛罗里达（之前她曾在这里接受康复治疗）度过，而当时那里并没有合法的干净针管替换项目。伊丽莎白在 2014 年去世，年仅 29 岁，死因是使用了受污染的药物注射针管而导致心内膜炎与相关并发症。"

**匿名戒瘾会让人们认为自己的问题是终身的。**

匿名戒瘾会因其一个理念而声名远扬，即它认为人们永远处于"康复中"，他们从来不会完全康复。甚至有人在几十年没有使用任何药物后，依然被教导说他们的成瘾正变得更加强烈（"虽然你参加匿名戒瘾会，你的成瘾还是可能在停车场强烈发作"）。这意味着，成瘾是一种终身的疾病：你就是一个酒鬼，一个成瘾者。这正是贝丝抛弃的理念，而伊丽莎白没法做到。确信自己永远是一个成瘾者的危害显而易见，尤其当人们再次面对先前的成瘾对象时，例如接受药物治疗，或者自愿接触这些成瘾对象。自我实现预言用在此时再合适不过。

### 案例研究：为什么菲利普·西摩·霍夫曼会在 23 年后再次成瘾

菲利普·西摩·霍夫曼（Philip Seymour Hoffman）在 22 岁进入康复中心后有长达 23 年的时间没有使用过任何药物。但当他服用了一些止痛药之后，他的行为逐渐恶化为疯狂的海洛因滥用。在他逐渐走向死亡的过程中，他像是放弃了自己一样（他重新进入康复中心并参加了 12 步戒瘾治疗项目）这么对别人解释道："我是一个成瘾者。"

康复的过程反而成为霍夫曼死亡的原因，有太多患者 [ 如艾米·怀恩豪斯（Amy Winehouse）、库里·蒙提斯（Corey Monteith）、凯莉·费希尔（Carrie Fisher），以及很多从德鲁·平斯基的（Drew Pinsky's）名人康复中心（Celebrity Rehab）离开的人们 ] 在离开康复中心后不久就失去了生命，这不禁让人开始质疑康复中心的治疗资质。在任何医学治疗领域，康复中心（或者匿名戒瘾会）都应该为出现的医疗事故负责，但似乎没有人对 12 步戒瘾治疗项目有过什么要求。

## 为什么人们拒绝或退出匿名戒瘾会

虽然匿名戒瘾会和其他团体在关键时期可能会为人们提供一些他们所需的帮助，但这样的帮助并不来源于 12 步疗法和疾病的标签。研究发现，任何形式的戒瘾支持小组都能够提供类似的帮助，但在所有形式的支持中，匿名戒瘾会付出的代价最大。正如耶鲁大学教授潘塔隆所说："匿名戒瘾会对更多的人来说并没有什么吸引力，甚至可能也没有什么帮助。"

匿名戒瘾会有着惊人的退出率：在参加 1 个月后，退出率为 50%；在参加 1 年后，退出率则超过了 90%。很多人认为，匿名戒瘾会传达的信息让人感到不舒服并且很奇怪。扎克就是退出者之一，他也将分享自己的经历。

首先，让我们来看 12 步疗法的前三步：

◆ 第一步：承认我们无力控制自己的成瘾，以及我们的生活已经失控了。

◆ 第二步：相信有一种比我们更强大的力量可以帮助我们重新找回理性。

◆ 第三步：选择将我们的意志和生活交给上帝来照顾，因为我们理解上帝。

我们认为，这种传达无力感和将自己交给更强大力量的疗法违反了所有现代研究（如积极心理学研究）告诉我们的道理：将过去留在过去，为自己赋能，找回自信与信念是有效治疗的关键。

下面是扎克在匿名戒瘾会的经历。

### 案例研究：扎克尝试加入匿名戒瘾会

我向团体作了自我介绍："我叫扎克，虽然我曾经对海洛因成瘾，但现在我不再使用海洛因了。"

团体中的一些人抱怨着，甚至还翻着白眼；其他人没有说话，看向其他地方。严肃的匿名戒瘾会成员则宣布，接受我的成瘾标签是康复过程的一部分，无论我是否这样认为。但我不想撒谎。

也许在会议的公开分享环节举手并不是一个明智的决定。主持人邀请我们分享自己的故事、想法、感受或"任何与匿名戒瘾会、酒瘾或其他事物有关的你希望分享的经历"。

我又一次开口说话:"我叫扎克,就像我说过的,我并不认为我现在有成瘾问题或其他任何疾病。但我过去曾经有着严重问题,很高兴能够在这里认识一些想要让自己的生活变得更健康的同伴。我很感激在这里获得的支持,但我也有些个人的困惑。我没有任何信仰。我也不希望说自己是无力的。我认为自己能够为生活中发生的好事负责,就像我能够为生活中发生的坏事负责。"

"无论如何,我喜欢支持者的概念,因为至少有一个人能够在我需要支持的时候帮助我。如果任何人愿意以那样的方式帮助我,那么我会很感激。"几秒钟过去了——我感觉像是有几分钟——没有任何人回应我,也没有任何人说话。最后,终于有个人说话了,打破了令人紧张的沉默。那时候已经是会议的尾声了,尽管我表达了对匿名戒瘾会理念的不信任与抗议,但我们依然握起手,背诵了主祷文(Lord's Prayer)。

在我们离开时,一个男人走向了我:"嘿,我的名字叫保罗,我很喜欢你在团体中说的话。我很高兴成为你的支持者。你希望要我的电话号码吗?"

我有点尴尬地笑了:"很高兴认识你,保罗。是的,要是有时候能跟你聊聊就太好了。你不介意我是无神论者,也不认为我是个成瘾者,或者我很无力吗?"

"我当然不介意,因为刚开始的时候我的想法跟你一样。要想理解整个过程需要时间,你会懂的。"

我没有理解保罗的言外之意:"你只是太天真了。你最终会信仰上帝的。"出于一些原因——可能是因为当时我很脆弱并且太渴望任何意义上的联结——我相信了他。

一段时间后,保罗和我在当地的一家咖啡店碰面了。他手里拿着一本书,在我旁边坐了下来。我开玩笑道:"嗨,你想做什么?是想聘用我做守望塔成员还是想卖我《圣经》?"保罗笑了。

"不,不是的。但是上帝在我心中。听着,我知道你是不可知论者,但我带了我的《大宝书》(the Big Book)。"他好像我从未看到过这本书(《大宝书》是匿名戒瘾会理论文献中最核心的内容)一样把它拿给我看,并且说:"这一章就叫作'不可知论者',匿名戒瘾会希望告诉我们,应该接纳对于信仰的不确定。"

我怀疑地笑了:"嗯,我是一个无神论者,匿名戒瘾会可以治疗这个?"

他翻了翻白眼:"给我一个机会好吗,兄弟!你可以学点东西。"他大声地读道:"当我们可以放下偏见,表达出一点意愿去相信有一种力量比我们更加强大,我们就会发现自己开始改变,尽管任何人都不可能完全定义或理解这种力量,这种力量就是上帝。"

整个体验,包括这些文字本身,保罗试图像喂婴儿一样塞进我脑子里的东西,让我完全丧失了耐心。我突然有了一种强烈的顿悟,虽然和保罗想要的顿悟完全相反,即我意识到这个项目永远不可能对我有效。

我的想法是:"我希望我的生命中不再有成瘾,我也希望成为我自己,但很明显保罗和匿名戒瘾会并不支持这一点。"尽管我很消极无力,但我还没准备好就这么抹杀自己的价值。

保罗结束了阅读,我们喝完了咖啡,而这也成为我与他或者匿名戒瘾会最后的接触。从成瘾的歧途踏上归途，重新找到生命的快乐，我没有再参与任何治疗项目或支持小组。我想我应该为此感谢匿名戒瘾会和保罗。

扎克对匿名戒瘾会的感受并不算少见，因为还有很多人，包括参加生命历程项目的人，都对匿名戒瘾会心怀抵触。

## 我们的世界需要更好的东西

在本书中出现的人们（孩子、青少年和成人）都成功地以可持续的方式克服了不同类型的成瘾或其他行为问题。他们发现了能够帮助他们解决问题的优势，因为他们对自己的能力和价值怀有信心。尽管有时候这样的自信会被困境动摇，但依然能让人们实现自身价值，并且在他人的帮助下去探索人生的选择与机遇。

迄今为止，20 世纪 60 年代发生的一系列社会变革依然存在争议。这些变革究竟是让我们更加自由了，还是引导社会走向了药物成瘾，并导致当下阿片类药物致死案例的泛滥？ 20 世纪 60 年代的变革撕开了主流社会中阻碍人们获取多种多样化学药物的屏障，其中具有代表性的例子之一就是大麻合法化运动。这种变革改变了人们与药物（如精神活性物质）之间的关系，并且依然朝着不可知的方向继续发展。

现代社会，人们已经根本无法避免与药物的接触，孩子们与各类药物的接触日趋幼龄化。那些使用药物的孩子究竟如何看待这些体验和他们自己的人生呢？

当今我们生活的时代充满了讽刺的意味：我们有自由相信我们想

相信的，成为我们想成为的，甚至有自由使用各类物质，与此同时无穷的恐惧却让我们急切地想要寻觅一个安全的藏身之处——药物、酒精、其他任何物质或活动的成瘾性使用，甚至一个成瘾者的人造标签。很多畅销书都拥有制造恐惧的灾难性书名，如《论西方社会的自杀和文化致死》( *Suicide of the West and Civilized to Death* )。书中阐述了，当今整个世界与人类正变得越来越物质化，比起几百年前生存维艰的前人，现代人并没有变得更加快乐，甚至反而更不快乐。不断恶化的成瘾问题、抑郁和自杀率似乎支持了这一论点。这一切究竟是怎么回事儿呢？

　　在美国，我们看到最普遍的问题是，人们丧失了与他人、社区和周围世界的联结，甚至失去了与自己的联结。为我们自己和孩子贴上病人的标签，这种标签的核心实际上就是我们与真实自我的失联。

第十章

# 在现实世界中康复

几乎所有人都骄傲地支持气候变化背后的科学依据，因为我们认为这是摆在眼前的事实。我们（完全有理由）恐惧那些拒绝承认现实的政治利益斗争带来的可怕后果。但正是这些受过教育的美国大众，像拒绝接受气候变化真相的人那样拒绝承认心理健康与成瘾的真相。这样做的后果是惨重的，表现之一就是我们见证的自杀与药物致死问题不断恶化。

## 我们已经知道这本书讲述的真相，但依旧忽略了它：关于自杀

2018 年，很多名人选择了自杀，包括凯特·斯佩德（Kate Spade）和安东尼·布尔丹。我们在第六章提到过布尔丹的案例，采访斯坦顿的记者告诉斯坦顿，当布尔丹出现自杀倾向时，她会与他讨论童年创伤。寻觅创伤的治疗虽然是当下最流行的抑郁治疗方法，但它并没有疗效，甚至起到了相反的作用。当心理健康评估者一致建议人们去寻求精神科医生的帮助时（斯佩德和布尔丹都这么做了），美国疾病控制中心发表报告称"全美自杀率正在攀升：不仅是心理健康问题"。

报告中是这样描述这个令人担忧的现象的："尽管精神疾病的诊断

与治疗出现了巨大增幅，但从 1999 年到 2016 年全美自杀率出现了 25%的增长。"虽然专家的报告悲观地预测抑郁是一种医学疾病，但是美国疾病控制中心发现："自杀很少只由单一因素导致，实际上很多自杀者在身亡时并不存在精神障碍的诊断。"《纽约时报》的作者本尼迪克特·凯里（Benedict Carey）写了一篇《自杀如何默默变成公共健康危机》（*How Suicide Quietly Morphed Into a Public Health Crisis*）的文章，在文章中作者表达了自己的困惑：

　　自杀率的上升与过去二十年间美国被诊断为抑郁或焦虑患者，并接受药物治疗的人数的极速增长出现了巧妙的重合。

　　当前，以开放式服药的方式服用抗抑郁药物的人数正处于历史新高。服用抗抑郁药物长达五年以上的人数已经超过 1500 万，这是 2000 年人数的三倍。

　　如果治疗真的有效，那么为什么精神疾病的蔓延并没有停止，或者自杀率没有下降？

　　"这是一个让我不断挣扎的问题，即我们的干预是否正在导致发病率与死亡率的不断上升？"全美心理健康协会（National Institute of Mental Health）前主任托马斯·因泽尔（Thomas Insel）医生质疑道。他现在是心强健康（Mindstrong Health）的主席，这是一家帮助人们监督自身心理健康问题的科技公司。

　　"我不这么认为，"因泽尔医生继续说道，"我认为当下对心理健康服务的需求庞大，但有限的治疗资源对严重的社会问题来说几乎是蚍蜉撼树，无力回天。"

在自杀率与抑郁诊断治疗双重剧增的背景下，2002—2015年领导全美心理健康协会的脑神经科学家和精神科医生认为，这样失败的结果意味着美国应该投入更多的精力来诊断与治疗人们的心理疾病。与此同时，他还发出了充满强制意味的号召："由于心理疾病污名化的不幸存在，人们对自身的心理疾病充满了抗拒，我们必须鼓励或强迫他们摆脱这种抗拒去接受治疗。"

回顾第六章有关心理疾病污名化的讨论，我们可以看到那些给自己贴上心理疾病标签的年轻人更倾向于罹患抑郁，并且更难感觉自己有改变的能力。当记者提出可以和布尔丹一起探讨过去的创伤时，斯坦顿表示，根据塞利格曼和达克沃斯的积极心理学模型，以及大量的研究数据，我们可以发现，真正对那些罹患心理疾病的人有益的治疗方法，是协助他们专注寻找自己人生的意义、核心价值观、人际关系和目标，并帮助他们实现更积极的自我和人生。

人们似乎从未质疑过病理性模型，《时代》杂志时不时就把疾病的万灵药拿来"炒冷饭"。当美国疾病控制中心澄清无法证实大部分自杀与心理障碍相关时，《时代》杂志的精神科专家理查德·弗里德曼（Richard Friedman）依然宣称："自杀是一个医学问题，在大多数情况下都与几种常见并可治疗的心理疾病相关。"《时代》杂志向大众持续传递这样一个信息，即美国阿片类药物危机的存在是由于人们服用了处方止痛药，并因此成瘾和死亡。但是，这样的谣言早已被事实推翻。在过去五年中，处方止痛药的使用已经大幅下降，但与药物相关的死亡率仍在不断攀升。《时代》杂志则向前追溯到了19世纪美国的禁酒文化以阐述自己的观点（见第二章）。

## 解决自杀迷局——斯坦顿的哥哥

美国疾病控制中心在报告中将自杀描述为一个复杂的人类行为，而弗里德曼和很多其他人都坚持自杀是一个我们可以治疗的医学问题。

斯坦顿的哥哥史蒂芬（化名）比他年长好几岁，在自己59岁时选择了自杀。就像斯佩德和布尔丹，他生活条件优越，但内心深处隐藏着很多痛苦，只不过这些痛苦与心理障碍并无关联。

史蒂芬是一个很没有安全感的人，虽然他取得了很多成就，但始终对自己很不满意。虽然他从一所名校毕业并获得了物理学博士学位，但没有在学术圈找到工作。毕业后，他在不同的软件公司工作，职业生涯不算稳定。他结婚并有了两个孩子，第一段婚姻结束后他再婚了，拥有了一段真实且充满爱的亲密关系。

在不到60岁的时候，就像布尔丹和斯佩德，尽管他有着不错的家庭生活和友谊，但他无法为自己创造一种安全的职业身份。他接受了一份试用期长达半年的工作，最后却没有被聘用。在得到消息后，他回到家里的车库，开煤气自杀。与此同时，他在地产行业的金融投资也打了水漂。

尽管史蒂芬遇到了经济上的困难，但他并没有真正面对掉落出中产阶级的风险（他的妻子也有工作）。他面临的真正风险，是他对自己的怀疑与自尊的丧失。这样的经历对史蒂芬来说太过痛苦，因此他选择了自杀。


和布尔丹和斯佩德一样，史蒂芬既有朋友也有家人，并且可以寻求精神科医生与心理健康工作者的帮助。虽然他没有被诊断为心理障碍患者，但他失去了经济能力与自己的生存欲望，他感觉自己没有再活下去的价值。

## 美国的自杀问题复杂且难以解决

美国疾病控制中心（即美国最受尊重的卫生健康机构）的报告给出了预防自杀的详细步骤，这些步骤与治疗疾病的药物疗法截然相反。

### 美国疾病控制中心指导方针：如何预防自杀

◆ 辨识与支持有自杀风险的人。

◆ 帮助人们掌握面对困境的应对机制与问题解决技能，这些困境可能涉及人际关系、工作、健康或其他问题。

◆ 提高环境的安全性与支持性。这包括安全地管理药物和枪支等以减少自杀的风险。

◆ 为人们提供机会形成团体，让他们感到联结而不是孤独。

◆ 让处于自杀风险的人接受有效且多人协同工作的心理与生理健康系统支持。

◆ 对于那些难以获得基本生活保障的人，为其提供多样化的暂时性帮助（包括提供经济援助）。

史蒂芬本可以获得一些经济方面的专业咨询与支持，这样的帮助足以为他提供所需的支持。然而，美国疾病控制中心提出的为自杀人群提供经济、技能与社区层面的帮助——本书的核心解决方案——完全被世人忽视了。似乎我们更喜欢按部就班地重复陈规旧俗，而不是真正去帮助那些可能自杀的人。

## 我们已经知道这本书讲述的真相，但依旧忽略了它：关于成瘾

美国人一直以来接收到的信息就是，成瘾者永远都处在"康复中"（in recovery），几乎所有美国人都知道这个术语是什么意思。它表明，成瘾是一种不可能完全康复且持续终身的疾病，患者每一天都必须挣扎着和这个恶魔作战。

这种观点完全与成瘾的发展性理念背道而驰，我们在前文引用的各类研究也都证实了病理性理念的缺陷。随着不断成长，人们逐渐变得成熟并发展出更强的自控力，更明白对自己来说什么是重要的东西，从而远离成瘾和那些影响生活的问题。玛格丽特、约瑟夫和奥兹在生命中后期选择了改变，DJ、马克和吉拉德克服了童年时期面临的挑战，贝丝、马特和扎克在进入成年期的同时，最终摆脱了长久且危险的药物成瘾问题。

## 关于发展心理学

发展心理学往往被人们误以为就是儿童心理学，但两者并不相同。发展心理学囊括了人类完整生命中的发展、变化、成熟过程。正如斯坦顿与伊利斯·汤姆逊（Ilse Thompson）在《康复！：帮助你停止像成瘾者一样思考并重掌人生的赋能项目》（*Recover!: An Empowering Program to Help You Stop Thinking Like an Addict and Reclaim Your Life*）中提到的，这样流动的人类存在也是佛教的一种理念。

2011 年，制定药物与酒精治疗政策的物质滥用与心理健康服务局（Substance Abuse and Mental Health Services Administration，

简称 SAMHSA）基于发展心理学理论重新定义了成瘾的康复。它首先对心理卫生领域的专家进行了调研：

> 经过一年的努力，SAMHSA、行为医疗保障领域的合作伙伴，以及其他领域的专家共同确立了成瘾康复的定义，这个定义囊括了心理障碍与物质滥用障碍康复者们的核心体验与共同经历，以及支持康复的指导原则。

SAMHSA 希望，基于当下前沿理念的调研成果——统一康复的工作定义与相关指导原则，能够成为支持人们康复的指引图。康复定义的基础，就是将康复看作人类发展过程的一部分。

## SAMHSA 对康复的重新定义

"康复是一个改变的过程，个体在康复的过程中努力改善自身健康状态，在自己选择的社区中有意义地生活，并努力实现自己全部的潜能。"

SAMHSA 的康复原则：

- ◆ 出于个人自己的动机。
- ◆ 存在不同方法。
- ◆ 整合式。
- ◆ 同伴的支持。
- ◆ 人际关系的支持。
- ◆ 符合文化并受到文化影响。

- ◆ 应对创伤。
- ◆ 涉及个体、家庭和社区的优势与责任。
- ◆ 基于对个体的尊重。
- ◆ 注入希望。

SAMHSA 的康复运动指出了支持康复的四个不同领域：

- ◆ 健康：克服或治疗个人疾病，以健康的方式生活，注意身体和情绪的健康。
- ◆ 家庭：稳定与安全的处所能够帮助人们康复。
- ◆ 目标：有意义的日常活动（例如工作、上学、志愿者服务、照顾家庭、创作等），同时有独立的经济收入与资源来参与社会活动。
- ◆ 社区：拥有可以提供支持、友谊、爱和希望的人际关系与社交网络。

SAMHSA 有关心理障碍的调研成果得到了成瘾领域专家的一致认同，即人们可以通过在社会与社区中有意义地生活来获得康复，而这也是我们提出的观点。

最后一点，也是最重要的一点，SAMHSA 委员会从来没有提出过"无助"一词（无助是 12 步疗法与病理性理论的基本观点），SAMHSA 的观点与无助截然相反：

> 康复来源于个人的动机。自我意志与个人目标是康复的基础，因为个人需要去定义自己人生的目标，并寻找自己独特的方式以达成自己的目标。

康复建立在不同的能力之上，例如个体的优势、天赋、应对能力、资源和内在价值观等，因此康复之路怎么走因人而异。

康复涉及个人、家庭和社区的优势与责任，个人、家庭和社区不同的优势和资源成为个体康复的基础。**此外，个体应该有责任自我照顾并走上自己的康复之路。**

SAMHSA 重新走上的探索康复之路，其实也是过去几十年来科研数据引领我们走上的康复之路，有一句法国谚语用在这里恰如其分："变化越大，越是一样。"

当负责药物滥用与心理健康问题的政府主要部门重新定义了这一领域的基础概念时（在这个领域最受尊敬的专家们的支持下），你可能会认为人们有所警觉并开始反思。

但实际上，美国针对成瘾与心理健康的政策可以说没有（或者几乎没有）任何改变，主要原因有以下四点：

- ◆ 美国文化中对成瘾与心理障碍的概念已经固化。
- ◆ 其他政府部门直接否认了康复是一个建立在个体与社区优势上的自主发展过程（见自杀相关章节）。
- ◆ 尽管疗效糟糕，但是有关成瘾的错误理念依然让医疗行业赚得盆满钵满。
- ◆ 一部分正在康复的人——尽管为数不多，但抓人眼球——宁愿牺牲自己，也要鼓励与维持成瘾治疗的现状。

最后一个障碍几乎是难以逾越的。正如数据显示，参与匿名戒瘾会和 12 步戒瘾治疗项目后康复的人数远少于依靠自己摆脱成瘾的人数，然而那些参与匿名戒瘾会和 12 步戒瘾治疗项目后康复的人十分愿意站在镁光灯下，他们的故事是如此家喻户晓，以至于那些病理性理论的批评者们也对他们心生畏惧。同时，那些依靠自己摆脱成瘾的人不是回避讨论自己康复的过程（如巴里摩尔），就是从头到尾都不愿意给自己贴上成瘾的标签，他们宁愿保持沉默。因为如果开口，可能就有被攻击的风险。

### 迷途知返的女孩——没人想听的故事

科莲·扎尔卡斯（Koren Zailckas）于 2005 年出版的畅销书《粉碎：宿醉女孩的故事》（*Smashed: Story of a Drunken Girlhood*）就代表了美国文化对于酗酒、成瘾与康复的看法。当扎尔卡斯还是个年少的青春期女孩时就常常宿醉喝酒，这样的酗酒一直持续到她的大学生涯。美国民众最喜欢听这样的故事。

毕业之后，扎尔卡斯远离了酗酒，找到了一份工作，开始了一段稳定的亲密关系。她现在也会写那些并非酗酒者的故事，只不过此时她的作品失去了受众。为什么？因为她没有参加匿名戒瘾会，并且拒绝给自己贴上酒精成瘾的标签。"我不觉得这会是真的。""回答错误。"那些匿名戒瘾会的支持者们就是这样宣称的。她在亚马逊上得到了这样一条评论："她很明显就是个酒鬼，她的行为欺骗了其他年轻的女性，让她们相信匿名戒瘾会（还有给自己贴上酗酒者的永久性标签）是不必要的。"

斯坦顿曾讨论过美国文化中对于成瘾者或酗酒者身份的认同问题，事实上我们可以看到摆脱成瘾的最佳途径是避免和远离这样的身份标签。的确，匿名戒瘾会成为一个社群，这一点值得赞赏，但这个社群建立在一个错误的假设上，即认为人类的脆弱与依赖是永恒的，无论是对药物和酒精的依赖，还是对匿名戒瘾会和医学领域的依赖。因此，美国拒绝接纳一种基于价值和目标的治疗方法，也无法形成一个建立在非病理性身份上的社群，我们的社会则难以在成长和发展的过程中重回正轨。

# 第十一章

# 培养不成瘾的下一代

尽管成瘾康复者并不成群出现，但我们不难发现像扎克、扎尔卡斯那样战胜成瘾的人能够形成稳定、成熟的关系，并在成年早期或晚一些的时候告别成瘾，也有人像我们即将提到的罗萨贝丝那样在成为父母后摆脱成瘾问题。数据显示，当人们逐渐成熟并进入成年期的时候，很多人都能够自己走出成瘾，本书第五章就有详细的阐述。目前，越来越多的美国人决定不生育或者推迟生育的年龄，这对自然康复来说是不利的，个人的成熟与对家庭的责任感仍然是成瘾康复的最佳途径。

## 如何让父母的成瘾不影响孩子

对有成瘾问题的父母来说，他们需要切断成瘾的恶性循环在孩子身上的延续，一切都要从父母尝试战胜自己的成瘾开始。当然，如何照顾下一代依然是一个艰巨的任务。

### 案例研究：危害降减与像一个母亲那样喝酒

罗萨贝丝有着很长的酗酒史，在她二十岁还未结婚的时候，她会连续好几天都醉醺醺的。此外，她还有抑郁症，并时不时地服用抗抑郁药物，但她从未因为酒精而放弃对工作的投入与贡献。她有一段幸福的婚姻，她的丈夫雷接纳且支持她，他意识到了她在饮酒上的问题，但从未过分干涉。

因为对自身问题与原生家庭感到恐惧（她的很多亲戚都有心理障碍与酗酒问题），所以罗萨贝丝不愿意要孩子，然而她知道雷很想要孩子。实际上，作为一个大家庭的长子，雷那些热心的家人打心底里特别希望他们能有一个孩子。

怀孕之后，罗萨贝丝开始担心自己是否曾在受孕期间有过宿醉的情景，甚至考虑过堕胎，但在发现胚胎很健康后就放弃了这一想法。在她怀孕期间，在一个值得信任的儿科医生的建议下，她会偶尔小酌一杯："宁愿偶尔喝一两杯，也不要压抑自己的冲动，以免在孕期喝到宿醉。"

罗萨贝丝就是这么做的，她将自己的饮酒量降低到一个恰当的水平，现在可能会有人认为这是在伤害胎儿。然而，有研究结果发现，孕期适量或偶尔少量喝酒的母亲——就算是在孕期头三个月喝过酒的母亲——也会生出健康的宝宝。[1] 几十年间，人们不断重复发现这样的结果，可就算这样的研究结果出现在主流媒体平台如哈佛医学院健康博客中，依然被大众忽视。

罗萨贝丝有一个活泼的儿子本杰明。她很爱自己的儿子，并且有一份高强度但她依然热爱的工作。因为雷和罗萨贝丝不想当控制欲太强的父母，所以他们希望本杰明以恰当的方式，自己去探索这个世界。

本杰明似乎从来不是个问题小孩。罗萨贝丝说她很幸运，因为她

---

[1] 目前有关适量或少量酒精对胎儿影响的研究，并不足以得出这样的结论。——译者注

认为自己的基因里隐藏着许多情绪与成瘾问题。但实际上，本杰明有一对深爱他的父母，有一个关心他、照顾他并鼓励他成为一个快乐和独立的孩子的大家庭。

本杰明是否会像他母亲的家人那样出现酗酒或心理问题？的确，心理问题与成瘾的家族史会让个体有更大风险出现类似的问题，但更多情况是，父母们会像罗萨贝丝那样，切断成瘾问题在子女身上的延续。通过改变引发成瘾问题的外在条件与处境，他们为自己与孩子创造了崭新的未来。

研究显示，尽管有酒精成瘾家族史的孩子有更大风险出现类似的问题，但大部分酗酒家庭的孩子并没有出现酗酒问题。瀚堡（Harburg）及其团队在特库姆塞的研究发现，比起其他女性，父亲有酗酒问题的女性更不容易出现酗酒问题。很明显，这些女性吸取了父亲身上痛苦的教训。她们喝得较少，是因为她们往往选择了不喝酒或很少喝酒的朋友或伴侣。

### 案例研究：州议员的自白

在布莱特·卡瓦诺（Brett Kavanaugh）成为美国最高法院大法官的听证会上，明尼苏达州议员艾米·克罗布查（Amy Klobuchar）——他在自传中曾描述了父亲的严重酗酒问题给他带来的痛苦——问卡瓦诺他是否曾喝酒喝到失去知觉。卡瓦诺说道："你呢？"克罗布查说："我没有酗酒问题。如果你有酗酒的父母，你就会很注意自己的饮酒行为。"

给予人们空间和支持，允许人们自然成长，这难道不应该是一个常识吗？参加这场听证会的人也是这么认为的。

## 酒保的干预

有一天晚上，斯坦顿和一些同事在芝加哥一个有名的酒吧聚餐。这个酒吧有一个年轻的酒保，他告诉他们："每当我看到有人借酒浇愁，我就会花点时间和他们聊聊，询问他们的感受，对他们表示一些关心，然后建议他们尝试一些积极的活动，例如去看看自己的家人、朋友或去看一场电影。"这样的"极简干预"，实际上就是我们在前面提到的耶鲁大学急救医学教授潘塔隆提出的循证干预。

这个酒保继续说道："我的父亲就是一个抛妻弃子的酒鬼。几年后我再次遇到了他，虽然我已经没法改变他的生活，但是我告诉他，我原谅他。现在我已经有了属于自己的生活，有了自己的孩子，我会不惜一切代价来确保我不会变成他那样，尤其是不会像他那样喝酒。"

同样地，大多数人都能够克服过去的创伤，在一定程度上，人们能够从创伤中学习和成长。加博尔·马泰（Gabor Maté）提出的关于成瘾的创伤理论认为，负性童年经历（adverse childhood events，简称 ACEs）是酗酒与药物成瘾的原因。文森特·菲里提（Vincent Felitti）针对该理论进行研究，结果发现，在拥有超过四段负性童年经历的人中，3.5%的人"曾注射过药物"，16%的人认为"自己是酗酒者"。这一研究结果显示，正如我们所讨论的，成瘾受到了人类发展的阶段性与社会文化因素的影响。尽管 16%这个数字让人心痛，但它仅比拥有较少负性童年经历的人认为"自己是酗酒者"的比例高5%。

当然，我们并不是建议家庭和父母通过控制、忽视和虐待让孩子成长，但是创伤——从轻微创伤到严重创伤——并不一定会给孩子造成持续终身的伤害。例如，比尔·克林顿（Bill Clinton）和会殴打自己与母亲的酗酒继父，贝拉克·奥巴马（Barack Obama）和在自己很小时就离开自己并因车祸早早离开人世的亲生父亲。就算是这两位最激烈的反对者也不会认为，他们的孩子会变成除了被溺爱的"官二代"之外的其他形象。

同时，让我们关注成瘾父母中的少数群体，他们几乎长期缺乏恰当的社会资源，也没有能力抚养自己的孩子。这些父母的生存本能并非表现在能够克服成瘾上，而是表现在他们挣扎着想要战胜成瘾的努力中，这样的努力让他们允许——或者希望——自己的亲人或其他家庭能够抚养自己的孩子。斯坦顿就曾公开为这样的父母辩护，这些父母会在与成瘾作斗争期间与孩子保持联系，有时候他们会获得探视权并努力重新获取孩子的监护权，但有时候他们会被迫切断与孩子的所有联结。

就算孩子生活在很糟糕的家庭环境下，切断他们与父母的所有联结也是一件不幸的事情。有人曾这样告诉我们：

> 我收养了17个孩子，大部分孩子都来自父母有成瘾问题的家庭。有时候，家庭成员逐渐康复并可以重新照顾自己的孩子，这是最理想的状态，但通常情况下，他们会经历很多次戒瘾的失败。暴露在父母成瘾行为下的孩子，通常更倾向于远离酒精和药物。

但就算在问题最严重的案例里，我发现让孩子与亲生父母尽可能多地保持联结是很重要的，就算不可能重新团聚，但如果有机会，这些父母会努力尝试为孩子提供帮助。

将孩子从家庭中分离出来的做法就是危害降减的一个典型例子，也就是在不存在理想状态的情况下接受当下可实现的不完美的目标。

对罗萨贝丝来说，她有足够的个人与家庭资源去克服令她困扰的过去，以及自己的成瘾问题，成为一个合格的母亲。她和自己温暖的丈夫赋予了儿子一条积极的人生轨道。她的故事告诉我们，就像数据显示的那样，父母的态度与选择是儿童成瘾与整体心理健康最重要的影响因素。

## 康复国

康复国（Recovery Nation）是一个为挣扎的成瘾者们提供自助资源的机构，其中两位成员在播客（podcast）上就康复国成立对斯坦顿进行了采访，尽管斯坦顿并不认同为个人贴上"康复中"的标签的做法。一位成员谈到了如何教育自己的孩子，因为家族史他们出生时就应该被贴上成瘾的标签。虽然斯坦顿通常不会在讨论成瘾与心理健康问题时提及自己的家族史，但这一次他告诉采访者："我的妻子和我都有兄弟死于自杀，但我们从来没有坐下来和我们的三个孩子说，'你们知道我们的家族有自杀和抑郁的遗传风险，所以你们需要一直保护自己不受自杀和抑郁的影响'。"

斯坦顿常常和一些有严重成瘾史的人出现在公众论坛中，当然当这些人出现在公众面前时，他们已经有了稳定的、有成就感的生活。

　告别成瘾：用常识代替疾病治疗

斯坦顿经常会问他们："你的孩子是怎样面对酒精的？"在一次讨论中，黑泽尔登（Hazelden）医院医疗部的主任回答说，自己的两个孩子对酒不是那么在意，偶尔会喝一点酒。在斯坦顿采访过的很多成瘾康复者中，这是十分常见的答案。

斯坦顿回答道："这太棒了，你切断了酗酒在家族中的遗传！"（这位男士的父亲严重酗酒且会虐待妻子和孩子。）"你是怎么做到的？"这位黑泽尔登医院医疗部的主任回答道："我跟他们说，如果他们像我一样喝酒，我就揍他们。"

斯坦顿没有像很多治疗师那样对这一回答给予讽刺的回应，他说道：

> 首先，我认为你为自己的孩子提供了良好的经济资源和安全的情绪氛围。其次，我认为你爱并鼓励着自己的孩子，为他们提供了所有你能提供的机会，允许他们去实现自己，并且告诉他们"你可以成为任何你想成为的人"。最后，尽管你让他们意识到了自己需要注意的饮酒问题，但你没有让他们觉得自己被贴上了酗酒者的标签，没有让他们觉得酗酒是一种永远隐藏在生活黑暗角落里需要他们挣扎逃离的风险。

这些是教养并鼓励孩子变得正直并努力掌握自己人生的重点，也是孩子不受家庭成瘾史影响，远离成瘾和心理健康问题的重要基础。所有父母，包括那些有着成瘾史的个体或家庭，在抚养自己孩子的过程中都面对相同的挑战。

价值是我们工作的核心。我们相信，几乎所有人都有核心价值，这些价值帮助人们远离成瘾。当然，就算在最好的家庭里，孩子们有时候也会遇到问题。此时，这些价值能够帮助家庭应对面临的困境，它们既出现在孩子与家人心中，也出现在社区、学校和宗教团体中。

## 预防成瘾的十二个价值观

以下是帮助战胜成瘾的十二个重要价值观：

- ◆ 目标：这是最重要的。真正的目标不应该是解决孩子们遇到的成瘾或其他问题（他们确实会遇到一些问题），而是找到指引着他们向前，远离或克服成瘾的光。
- ◆ 成就感：重视给他们带来成就感的东西，鼓励他们作出积极的影响。
- ◆ 自我关照（自尊自爱）：抗拒伤害他们的东西。
- ◆ 关照他人（共情/同情心）：成瘾会伤害成人或孩子关心的人。对所爱之人或他人的担忧会战胜成瘾。
- ◆ 责任心：成瘾会让人失去能力，让他们难以承担责任。让孩子承担起自己的责任，这样可以使他们远离成瘾。
- ◆ 觉察/正念：享受思考的过程，觉察或正念是无觉知成瘾的敌人。
- ◆ 冒险：人们追求成瘾行为是因为他们的生活枯燥无味，那些能够享受生活挑战的孩子不太可能出现成瘾行为。
- ◆ 愉快与乐趣：成瘾并非为了有趣，它只是对抗恐惧的防御手段，因此享受周围的世界是成瘾的对立面。
- ◆ 对社会、政治与宗教的责任感：对这些领域的投入是成瘾的敌人。奥兹对工人运动的投入帮助他战胜了长达 24 年，每天吸四包烟的成瘾，这就是责任感发挥作用的一个例子。

◆ 经济能力：吸烟、药物滥用、酗酒、赌博、购物等成瘾行为都是烧钱的行为。关心自身经济能力，并且不浪费自己的金钱与个人资源是对抗成瘾的武器。

◆ 效能感、才能与赋能：感觉到自己能够影响他人和这个世界可以让人远离促使人走向成瘾的无效能感，这是所有成功治疗的关键。（我们将效能感放在后面并不意味着它不重要，而是因为它建立在所有其他价值观的基础上，然后才能让家长和孩子掌握自己的命运。我们将在下一章进一步讨论效能感。）

◆ 成熟：获得一个安全的成人身份，它能够让人看到自己的能力、潜力和为他人与社区贡献力量的责任心，而这些正是治疗成瘾的良药。（像约瑟夫那样成为自己社区受尊敬的一员，像罗萨贝丝那样成为负责任的母亲。）

# 第十二章

# 发展目标、效能感和独立性

## 目标，目标，目标

在帮助我们战胜成瘾的价值观中，我们首先列出的是目标，其次是成就感，当然这样做可能会产生一些争议，因为成就本身已经沾上了一些坏名声。在第七章，我们描述了加州大学洛杉矶分校入学新生的问卷调查结果，这些新生被问到是否有一种被要做的事情压垮了的感觉。在 1985 年，有 18% 的人说他们有这种感觉。到了 2016 年，这个比例提高到了 41%。这个结果促使《纽约时报》在 2017 年提出了这样一个问题：为什么美国青少年中患有严重焦虑症的人比以往任何时候都要多？

阿丽莎·卡尔特（Alissa Quart）写过这样一本书——《温室里的孩子：成就的压力如何威胁到孩子的童年》( *Hothouse Kids: How the Pressure to Succeed Threatens Childhood* )，这本书的内容显然引起了许多人的共鸣。大人对孩子们提出的要求显然超出了他们的能力范围，并且他们逐渐内化了这样的要求，这种要求与个人能力之间的差异导致了焦虑。

我们相信，将成就和满足割裂开来是错误的，成就作为目标的一部分，是人类自我满足的基础。

## 历时近一个世纪的推孟研究

在很多销售课程和产品中，你可能见过这样的标题——"如何在漫长充实的生活中始终保持领先"。实际上，斯坦福大学路易斯·推孟（Lewis Terman）教授已经对这个问题进行了深入研究。推孟研究（Terman Study）是迄今为止人类发展历史中历时最长的一项追踪研究。

这项研究从 1921 年开始，起初是为了研究天才（推孟开发了最初的智力测试），后来研究目标变成了研究个体整个生命周期中影响成功和快乐的因素。

这项追踪研究持续了 95 年，结果是如此直接而明确，简直令人感到惊讶：轻松的、无忧无虑的生活既不会让你更快乐，也不会让你活得更久。

几十年来对大规模人群的分析，让研究人员发现了一些短期研究会自然忽视的联系。比如，我在 20 多岁时所做的事情能否真的让我在 70 多岁的时候感到快乐。如果不进行生命全周期的追踪研究，那么是难以发现这样的联系的。

究竟什么样的人，会拥有充实的生活和更长的寿命呢？答案是，那些积极追求自己的目标并高度投入的人。

实际上，根据长寿研究（推孟研究的子研究之一）的结果，工作最努力的人活得最久。是否真正实现自己一生的梦想并不重要，去追求梦想才是最重要的。

我们还发现，能否实现自己的梦想与个体健康并不太相关。活得最久的不是那些最开心和最轻松的老人，而是那些全情投入追求目标的人。那些最成功的人是在所有年龄段都更不容易死亡的人。实际上，那些在年轻时没有追求、不负责任、没有野心且没有获得职业成功的人，他们的死亡率出现了大幅提升。

当然，对不同人来说"成功"一词肯定有着不同的定义。这就是你需要去为自己定义成功的意义，并且也是为了自己定义的成功去努力的意义。悠闲、无忧无虑、没有压力的生活也许确实不错，但正如研究所显示的那样，快乐、悠闲的生命不会蓬勃发展，坚毅、勤恳的生命才会拥有无限生机。

## 帮助人们找到目标

在生命历程项目中，人们会学习不同技巧和态度，并运用各种信念和资源（人际资源和社会资源）来对抗成瘾。

但是，该项目的核心是让项目参与者体验到生活是有意义的，同时认识到成瘾行为正在阻挠他们追求生活的目标和意义。这样，参与者才有动力去摆脱成瘾行为。目标就像生活的指南针，帮助人们克服各种阻碍和困难，朝着正确的方向前进，因为在目标的指引下，人们已经找到了正确的方向。当一个人明确了自己生活的意义，他就会将此摆在首位而将成瘾行为抛之脑后。

要知道，目标并不是别人给的，个体需要在他人的帮助和指导下，从个人价值观中挖掘属于自己的目标。

### 案例研究：如何从生命历程项目中找寻目标

让我们来看一下扎克的一个案例，以下是他尝试帮助来访者逐渐发现自己生活目标的工作过程。为了保护来访者的隐私，其中有关来访者的个人信息已经过处理。

起初，这位来访者对生命历程项目充满怀疑，但他又不知道还有什么其他能做的事情或能去的地方。

在经过一系列初始访谈后，来访者提到他想在空余时间多做一些有意义的事情。作为指导者，扎克是这样回应的：

你在项目开始的时候提到过，你不认为应该让别人来告诉自己做什么或者如何做。我很同意你的想法，迄今为止你已经有了很多很有价值的反思。我很乐意分享有关你的回答的观察反馈，也许这可以帮助到你。

你觉得智力和独立性是你的强项。虽然你并不厌恶成为系统或标准化流水线工作中的一环，但是你也提到过，很久以来你都不喜欢别人告诉你该做什么或者怎么做。

你付出了巨大的努力使工作和社交生活达到要求，并满足你的伴侣。听起来，你努力地去满足外界对你的期待：

◆ 在工作上，你想尽办法获得晋升；

◆ 在关系中，有一天你和女朋友展开了一次有意义的深谈，这次深谈让你开始反思你和她的交流方式。

但我也听到你很明确地说过，你总觉得缺少点什么，是不是这个样子？

你描述自己的个性和技能的时候让我感觉成为一个创新实践者会很对你的胃口。你有考虑过创作点什么吗？做点你自己可以控制的事情，比如写点东西。做一些你可以提供给人们的东西，但又不是你必须要给的东西。

你喜欢阅读和讲故事，也喜欢冒险，因此你是不是可以开通播客或者写本书，或者更大胆一点，尝试一次脱口秀？

你也可以考虑业余教一些课，写一个（或者在线制作）课程大纲。这方面真的有很多可能性，当然，可能我刚刚说的都对你没有吸引力，你可以想想看有没有类似的你想要实现的目标。

投入任何你选择做的事情或许对你大有帮助，因为你值得去做一些事：

- 能抓住你的注意力并契合你个性的事；
- 在你的日常工作之外可以做的事，有些事情可能只是为了好玩，有些事情则可以帮助提升自己；
- 有点冒险但不会带来太大压力的事，正如你所说的，虽然冒险对你来说挺重要的，但你也希望自己能够做一些即使放弃也不会伤害到任何人的事情。

如果你决定这么去做，那么实际上没有人可以限制你究竟该怎么走，走多远。

你感觉自己的个性就像个"诅咒"，可是在我看来你确实有着独特的天赋，能够从特殊的视角来看待这个世界。既然做"自己独有的事情"能够带来成就感，那么也许你能够在为自己创造有趣经历的过程中有所收获，同时稳定的日常生活会给你带来踏实的感觉。

这个来访者在评估了各种可能性后选择了写作，并在一段时间后决定投入更多的精力。现在，他正在写自己的回忆录，并开始建立自己的视频播客来帮助那些在大学课堂外自学写诗的学生。他参与的生命历程项目即将进入尾声，虽然一切不算完美，但他正在朝自己的目标持续不断前进，并坚信自己可以继续前行。

## 效能和赋权

自我效能感有着属于自己的科学基础。动机访谈（motivational interviewing）是目前针对成瘾的最佳治疗方法，几乎所有治疗流派都吸纳了这种治疗方法（12 步疗法除外）。动机访谈的创立者威廉·米勒（William Miller）和里德·海丝特（Reid Hester）曾经研究过有关酗酒治疗的系统性文献综述，他们发现，结合短程干预的动机访谈治疗有着最好的疗效，这两项技术的结合包括以下内容：提供信息、定期检查、鼓励探寻适合自己的解决方法。

在第九章中我们讨论了匿名戒酒会为什么无效，并讨论了耶鲁大学医学院潘塔隆教授的研究。潘塔隆教授的研究小组发现，简明的动机访谈是当前针对成瘾最有效的干预方法。在动机访谈中，会有一位康复教练，他不会机械地执行 12 步疗法，而是选择指引来访者发现自己拥有的资源："与其强硬地告诉一个人他必须怎么做，动机访谈更倾向于询问他为什么想要有所改变。这种干预的最终结果往往出人意料。"

实际上，本书通篇都在阐述动机访谈这项技术。动机访谈技术让人们将自身的价值观作为改变的源泉。这项技术的核心在于每个人都是自身康复的主宰者。（这也是第十章提到的 SAMHSA 对康复的重新定义。）动机访谈技术最重要的基础就是自我效能感，也就是说，人们会发现自己的渴求和生活目标，会发现他们是自己生活的掌控者，而非被操纵的人偶。

在前面提到的扎克的个案中，扎克就展示了动机访谈技术的应用，他仔细倾听来访者的话语，重新组织来访者的自我描述和生活内容，再反馈给来访者，帮助来访者找到自己的职业目标。

## 做鼓励孩子独立自主的父母

作为父母，认识到个人价值以及理解动机访谈意味着自己需要提升作为父母的效能感，并意识到自己能影响孩子的成瘾行为。父母需要重视目标、责任感和与他人的联结，同时活在当下，享受当下。这也意味着，父母需要认识到孩子是一个完整、独立的个体。

阻碍我们成为好父母的障碍之一就是恐惧，我们该怎么解读这种恐惧呢？如今，需要让年轻人远离的东西似乎无穷无尽。

## 贩卖创伤——充满恐惧的社会

如今的父母经常被恐惧操控着，他们害怕外面的世界会对孩子造成伤害，也害怕街头不良的影响，更害怕酒精和毒品的危害。他们担心孩子们会因为情绪问题和成瘾问题而伤害自己，这些担心都是我们可以理解的。

### 案例研究：对孩子的过度保护

尤金和黛博拉是两个曾经经历并克服了创伤的人。黛博拉的母亲在她只有 5 岁的时候就去世了，而她的父亲是一个不可靠的酗酒者。从中西部的一所高中毕业后，黛博拉就投靠了纽约的亲戚，和朋友合租了房子，找了份工作，并且上了夜大。毕业之后，她获得了传播学的学位，并在她供职的公司成为公共关系部门的领导。

她在组织一次健康促进活动时，遇到了尤金。尤金开发了一个帮助人们记录自己健康行为的软件，当使用者遇到医学问题后，软件可以帮助他们找到专业医疗人员。这个软件结合了新技术和生活智慧，而这些生活智慧是尤金在个人成长过程中被迫习得的。父母离婚之后，他和父亲以及继母生活在一起。最终，他不得不告诉生母，继母一直在虐待他，将他和继母自己的两个孩子隔离，不给他吃的东西，不让他参加课余活动。那时，他才 13 岁。

母亲马上想方设法让他立刻回到了自己身边。当然，此后他们的生活需要更加节省一点。但是，尤金的生活待遇和他的亲生姐妹一样了。他感到满足而且开始茁壮成长，成了一个偶尔有一点书呆子气，但是技术很好同时很受人欢迎的孩子。当黛博拉遇见尤金后，她立刻告诉闺密，她想要嫁给他。黛博拉很了解一个可靠男人的价值，因为在她的成长经历中缺少这样一个男人。

婚后，黛博拉和尤金有了一个女儿维罗妮卡，她是一个特别幸运的孩子。她的父母为她创造了很好的生活条件，并且在她身上投入了他们小时候缺乏的所有东西。有时候，他们的朋友发现黛博拉和尤金似乎不想让孩子体验到哪怕一点点不舒服，他们想给孩子提供一种完美的、没有创伤的、没有挑战的生活环境，他们总是抱着小维罗妮卡，似乎不想让她的脚沾地！

这样就大大增加了孩子和父母在适应上的困难。虽然黛博拉和尤金是善良而大方的，但他们似乎选择无视维罗妮卡对待他人的方式。比如说，每当黛博拉和尤金需要出去的时候，他们会雇一个保姆照料维罗妮卡。这个时候，维罗妮卡会变得非常暴躁，对保姆大发雷霆。有一天晚上，他们回家发现保姆因这个 7 岁孩子的怒吼和辱骂而哭泣。

他们向保姆道歉并且支付了额外的酬金。黛博拉和尤金向我们证明了一件事，他们没有让维罗尼卡拥有为自己糟糕行为负责的能力。正因如此，维罗妮卡在学校几乎没有朋友，而且会在父母的公司对着所有靠近他们的人大喊大叫。父母时刻在她身边。在她长大成为少女后，她依然要带父母一起参加朋友的晚宴。黛博拉和尤金的朋友都在怀疑，维罗妮卡怎么能独立，然后去上大学？

我们没办法永远忽视这样的问题。在维罗妮卡的青少年时代，她的父母把她安排到一个以纪律为导向的私立学校。但是，就像扎克的个案所展示的，除非潜在的家庭动力发生改变，否则学校的纪律约束只能是权宜之计，这对个人改变而言收效甚微。黛博拉和尤金依旧会卷入维罗妮卡生活中的每一个冲突和挑战，他们停不下来。

对父母而言，在所有的挑战中，最大的挑战可能就是允许孩子独立地面对问题，成为一个独立的个体。我们已经讨论过恐惧是成瘾的潜在推动者，它会让人们在觉得挑战太难的时候寻找庇护。应对这种自我怀疑和困惑的最佳方法就是放手，让孩子体验完全真实的世界，直面问题，解决问题，承担后果。

最终，在了解了责任、联结和独立之后，孩子就会变得成熟。成熟就是成瘾的对立面。在发展过程中，大多数人会很自然地成熟起来。如今，允许孩子独立、成熟通常是许多父母面临的最大挑战。

### 案例研究：乔安妮和她的女儿——亲密与疏远

每一对父母都面对这样一个难题，即如何在创建一种亲密、有爱的亲子关系的同时，让孩子学会独立。父母们都认识到，与孩子的亲密状态不可能持续一辈子，适当的时候应该让孩子离开自己，这样他们才能变得更加独立。

乔安妮就是一个非常渴望做到这一点的母亲。乔安妮成长在一个单亲家庭中，她和母亲拮据地生活在一个富裕的社区中。乔安妮一直感觉自己是个穷人，她经常为了胜过别人而格外努力，比如说，为了让自己看起来很瘦，她严格控制饮食甚至得了进食障碍。

乔安妮的学习成绩很好，并且会在周末和暑假做兼职。她必须边工作边读书来完成大学学业。在这样的生活背景下，乔安妮把大学教育当作自己提升社会阶层的阶梯。她嫁给了一位充满雄心且外貌英俊的男士。他在金融领域工作，并且给家人提供了不错的生活条件。

然而，这样的结果并没有解决乔安妮的问题。她和丈夫的价值观有着天壤之别，这样的分歧在他们生了拉娜之后变得越发难以调和。乔安妮也和那些富足的邻居合不来，他们很难理解并欣赏她对助人工作的兴趣。在拉娜5岁的时候，乔安妮和丈夫离婚了。

对乔安妮来说，离婚的打击很大，她的丈夫在离婚过程中锱铢必较。虽然乔安妮是一个有能力的独立女性，但她依然担心自己不能给拉娜提供足够好的生活。同时，她利用自己为数不多的赡养费，参加了一个成为治疗师的培训项目。

乔安妮和女儿非常亲近，但她一直有一个根深蒂固的想法："对孩子来说，亲近和独立是不矛盾的。当孩子感受到更多的爱与安全感时，她就更容易独立。"虽然她经常陪伴拉娜，但是拉娜也可以随时远离母亲和其他孩子一起玩，去见她的父亲（身为女儿应尽的责任），去学校或者到朋友家过夜，以及参加夏令营。拉娜也知道怎样打包行李。

而后，乔安妮开始担心拉娜上大学的事儿，因为这意味着母女关系不得不进入长久的分离状态，她还要担心怎样才能负担拉娜的学费，最终乔安妮想通了，觉得车到山前必有路，拉娜也开始打工，和母亲一起承担自己的大学开支。

乔安妮有个闺密，她对自己的女儿非常保护，这个女儿和拉娜一样大。当闺密的女儿准备去上大学的时候，闺密不让女儿去很远的地方，她是这样说的："外面各种风险和诱惑太多了，比如毒品和性。"事实上，乔安妮已经知道拉娜喝过酒也接触过毒品。但是，她和女儿讨论过关于毒品的问题，一直以来拉娜在学业和社交上都表现出理智的态度，因此乔安妮有信心毒品不会控制拉娜的生活。

乔安妮闺密的女儿最终选择在家附近上大学，她和高中时期的男朋友结了婚，并且从就读的大学退学了。此后，她生了一个孩子并与丈夫分居。这个年轻女孩的生活陷入了困境。讽刺的是，她的母亲试图保护她远离毒品和性，最终她却深陷毒品的深渊。

乔安妮对闺密的遭遇深表同情，也做了一切能够帮助闺密的事情。但是，她们大相径庭的经历让她不由得反思：

"我选择不让恐惧影响我。当然，我依然担心坏事会发生在拉娜身上，特别是那些超出我控制范围的事情，比如她和谁约会，选了哪些课，选择了哪个职业，有没有生病，等等。即便如此，我也一直认为她需要成长并独立。我作出的所有决定都基于这个目标。"

在孩子成长的过程中不确定性始终存在，这也是为什么许多父母往往选择让恐惧主导他们的行为。如果将乔安妮闺密女儿的吸毒归咎于没有去其他地方上大学，那就把事情看得过于简单了，还有太多同时发生的其他事情也对她的吸毒产生了影响。

有时，父母必须承认，他们需要接受孩子成长过程中的不确定性，因为他们没办法控制孩子的人生。父母能做的就是给孩子提供尽可能好的、健全的生活基础。父母要认识到，孩子的生活最终还是他们自己的，并且要尽可能努力地培养孩子的独立能力。

## 培养目标、自我赋权和快乐

如果父母放手给孩子自由，孩子就可以遵循自己的想法去探索与成长。拉娜正是这样做的。她像乔安妮一样有动力去帮助别人，最后她也选择了助人的职业。她承担了属于自己的责任，并和母亲乔安妮一起经历了相对困难的时期（当然，一定有人比她生活得更艰难）。但是，太多年轻人感到无力满足自己面对的要求，更不用说去寻找内心的快乐，当他们没有自己的目标时，他们就更容易向外寻求动机，并努力取悦他人。

鼓励孩子们独立以及寻找目标正是斯坦福大学心理学家卡罗尔·德韦克（Carol Dweck）的研究领域。在《终身成长》（Mindset）中，德韦克给出了指引孩子们获得勇气（坚毅）、满足和成功的方法。在书中，德韦克在自己研究结果的基础上讨论了孩子们应该怎样审视自己的个性、技能，从而探索自己人生的不同选择。德韦克开展过一系列实验研究，证明了对孩子的智力表达赞许会让孩子失去动力，这种动力来源于他们因自己努力而获得成果的喜悦和控制感。

你可能会问：为什么赞许会有害？孩子们喜欢被称赞，尤其喜欢听到他人赞许自己的智力和天赋。然而，就像我们讨论过的所有会带来自我挫败的动机与满足，虽然赞许会给孩子们带来激励，但这种激励转瞬即逝。当孩子们遭遇打击时，没有了习以为常的赞许，就会失去信心和动力。这些都会逐渐转化为孩子的内在逻辑："如果成功意味着我聪明，那么失败意味着我很笨。"

德韦克的研究向我们展示了一种帮助孩子全面发展的方法，那就是不要去称赞孩子们的智力或者天赋，而是去鼓励和支持孩子们的努力。德韦克认为，这两种不一样的方法会给孩子带来两种不一样的思维模式：固着型思维模式和成长型思维模式。拥有固着型思维模式的人渴望被赞许，对他们而言，失败就是对自尊的打击。他们会拒绝挑战、绕过阻碍、逃离困难、避免批评，这样就可以保证正面的自我形象，这对他们来说就是赞赏。

那些没有因为成功被奖励，而是因为努力被认可和奖励的孩子们，会发展出成长型思维模式。拥有成长型思维模式的人，是终身学习的践行者。他们相信自己的能力和天赋是不断成长的，他们乐于迎接挑战，失败对于他们就是得到反馈和进步的机会。拥有成长型思维模式的孩子对未来充满期待，因为他们更加乐观，他们相信自己能够成长，相信未来能够获得更大的满足。因此，就像斯坦福大学推孟研究所显示的，他们更有可能在生命的旅途中体验到满足和享受。

德韦克强调，不是说父母自己告诉孩子们要有成长型思维就够了，而是要父母陪伴孩子一起成长。思维模式并不是非黑即白的，它更像一个连续的光谱。在成长过程中，我们都可以变得更有心理弹性，以及收获更多快乐。我们可以看到，这些动力和成瘾行为息息相关，因为它们可以永久地提供一种满足感，使人们不需要忍受恐惧，勇于挑战不确定性以及挫败感。

……

在此，我们复习了远离成瘾行为的心理学理论。塞利格曼告诉我们，不要把问题简单归咎于过往经历或者基因，而是要努力追求未来的幸福。达克沃斯告诉我们，有毅力（gritty）的人相信自己能够掌控自己的未来，他们会为自己关心的事情而努力。德韦克则为我们提供了一个思维框架，让我们通过接纳不确定性来培养毅力。综上所述，这些心理学理论告诉我们，没有导致成瘾的外部力量，外部奖励也不能永久地提供满足。只有把握此时此地，人生才能过得充实。

在附录 B《防止孩子成瘾的父母指导手册》中，我们提供了关于孩子发展独立性以及个人目标的更加详细的内容。

# 第十三章

# 克服成瘾

尽管本书并不是一本治疗手册，但我们在整本书中阐述了一系列自然康复和儿童发展过程的原则，这可以使人们找到抗击成瘾的明确道路。无论人们是靠自身的努力，还是通过团体形式或专业治疗者的帮助，都能通过自身成长实现长期康复，或通过当下努力作出短期改变。

战胜成瘾、拥抱生活的十个关键因素：

◆ 认识到成瘾并不是一种终身疾病。

◆ 培养所需的技能，帮助自己获得成就感。

◆ 解决情绪问题，减少焦虑、压抑与恐惧。

◆ 不要忽视已经拥有的长处，应当更好地发展它。

◆ 发展更多的技能和拥有人生财富，如家庭、工作、地位、安全感——这些你不想失去的东西。

◆ 投身于不同的人际关系与社区生活。

◆ 寻找人生中的积极选择，包括乐趣、冒险和意义感。

◆ 变得成熟，不再只关注自己的需求。

◆ 获得并意识到自己对生活的掌控权，即个体的主观能动性，据此感觉到自己能够得到这个世界上想要的东西。

◆ 重申人生的目标和使你远离成瘾的价值观，并将其铭记于心。

在生命历程项目的成瘾辅导中，我们强调虽然人们可能会遭遇岔路和坎坷，但大多数人都能够克服它们并实现自己的人生目标。这些令人生不完美的岔路和坎坷，虽然从一定程度上来说是令人遗憾的，但我们完全不需要心生抗拒，也不应该把它当作自己身上令人厌恶的一部分。相反，我们应当避免重蹈覆辙，同时接受它们成为完整且复杂存在的自我的一部分。

生命历程项目最关注人们对自己的看法和生命中的可能性，这也与扎克多年来开展的有关儿童的工作理念吻合。这两类群体的改变过程是相同的：他们学会以更重要的目标为生命的重心；将自己视为一个值得拥有目标的人，并相信自己能够在实现目标的过程中有所收获。

创伤和劣势不会影响这种可能性。当斯坦顿对着那些身处困境的人演讲时，他说："你是否曾经觉得自己是一个幸运的人？你可以珍惜充实的生活带来的价值和快乐，体味不被自我挫败的想法和问题打败的人生。你有能力去共情那些遇到困境的人，而这种共情是很多人害怕体会的。也许他们就是害怕意识到生命的另一面，尽管这一面如此真实。你们的经历会让你们拥有更重要的优势。"

## 复发和无目标感

生命历程项目有一部分内容是成瘾复发预防工作，这部分工作中最重要的理念在于否定了 12 步疗法的基本信条。匿名戒瘾会和病理性理论会训斥其新成员："喝一口酒或嗑一粒药足以导致复发；喝千杯酒和嗑万颗药都会嫌不够。"与之对立的成瘾复发预防理念则是，如果有一次、一晚或者一周你破戒了，这都不必然导致复发，你不一定会回到成瘾时的糟糕状况。在这样的低谷后，你依然保持着相同的动机、技能和决心，以另一种方式生活。

斯坦顿旁听了 12 步疗法推广者——瑞安·利夫（Ryan Leaf）的演讲，他是一位失意的前足球明星，曾有一段长时间止痛药成瘾史，在被捕入狱后接受了康复中心的治疗，之后逐渐康复。他现在会给人们做有关成瘾的演讲，在他的演讲中，他曾描述一位处于戒酒康复期的同事喝了一杯酒，在此之后很快就去世了。"你是有选择的——你可以选择是否喝第一口酒。"这一表述暗含的意思是："一旦你喝了第一口酒，你就丧失了选择的能力。"在匿名戒瘾会中，不要说喝一晚上酒，只要你抿了一口酒或喝了一杯酒，就意味着你失去了过去戒瘾的所有成果，即使你上一次喝酒已经是 50 年前的事情了。

这种危险的、自我挫败的哲学多么可怕！即使是认知仅限于流行心理学杂志和网站的读者，也知道自我实现预言的力量——如果你说服自己某件事是不可避免的，你就会这样去做。因此，遵循 12 步疗法理念的人会认为，"喝一口酒，就会做一辈子酒鬼"，并将之内化于心，"一失足成千古恨"。如果你喝了酒或磕了药，那不如索性完全放弃挣扎。生命历程项目和其他负责任的治疗方式则指导人们，他们任何时候都有能力从混乱中抽离出来，回到之前节制、自控和康复的状态，投入充实的生活中——无论他们如何看待自己生活的变化。

我们已经在本书中强调了自然康复的重要性。如果你觉得自己需要更多的帮助，那么你可以按自己的意愿加入生命历程小组或其他支持性团体（推荐 SMART 康复项目），抑或任何你接受的治疗团体。自然康复来源于人类的正常发展和个体心智的成熟过程。正如我们强调的，很多人会像约瑟夫一样，在告别海洛因成瘾后拒绝处方止痛药带来的成瘾诱惑，或者像奥兹一样，将重新吸烟看作天方夜谭，这些人从来没有花费很多精力预防复发，他们的生活就是最好的预防复发的方法。

### 案例学习：甜心的无目标与成瘾复发

斯坦顿接到了一位有一阵子没联系的女士深夜打来的电话。甜心一直以来都过得很艰难（她出生优越但受到虐待），并且有20年的酒精依赖史，从青少年时期开始一直持续到30多岁。

后来，她停止了酗酒和各类处方药的滥用。她自创了一套认知行为疗法来帮助自己康复。尽管甜心的酗酒让她无法正常完成学业，但她天生拥有的美貌和一系列令人炫目的才能，让她成为一名模特，同时她还掌握了音乐、写作等方面的技能。

但是，她不是一个能够自我激励的人。她意识到："即使跟一群朋友跳舞、滑旱冰，或者去看一场演出，我也总想着要出去喝杯酒，这样才能让夜晚变得完整。"

在打给斯坦顿的电话中，甜心讲述了自己戒掉物质成瘾后10年来的经历。"我从没有找到我可以为之投入并获得成功的事情。而且，说实话，没有一件事让我真正感兴趣。我又和丈夫复合了（她戒瘾后就离开了他）。他给我提供经济来源，但我们相处得一点儿也不好。事实上，我又开始喝酒了，也和一些旧情人约会，我和丈夫完全疏远了，即使我们现在还住在一块儿。"

斯坦顿问："你能找到一群人，和他们一块儿玩音乐、画画，或者做其他事情来消磨时光吗？你是否在这些关系中寻找什么意义？"

"你说'意义'是什么意思？我见这些人是因为他们挺有趣的，他们可以让我不去想生活和家庭给我带来的痛苦。"

正如目标对成瘾来说可以算是终身有效的良药，缺乏目标带来的生命的空虚感会让人们在成瘾中不断沦陷。

## 成年的意义、目标和快乐

尽管成熟一般伴随着年龄的增长而自然发生，但成熟不只意味着年龄的增长。成熟的人心怀正直。不论男女，成熟的人会承担责任。不仅如此，成熟的人并非只遵循经济或社会利益来行动，他们会坚守自己内心的价值。

这些听起来可能太过严肃，但实际上成熟与目标并非充满意义的生活的肃穆伴奏！它们其实是快乐的伙伴。正如斯坦顿和布罗德斯基在《爱与成瘾》中写的：

> 治疗成瘾的良方是快乐和成就感。快乐是从人群、活动和我们接触的事物中获取乐趣的能力；成就感是我们掌握身边的环境，相信我们的行为能够为自己和他人带来改变的能力。

塞利格曼的积极心理学同样超越了对病理性症状和痛苦的治疗，更关注如何理解并建立性格优势，以及幸福地生活。塞利格曼在其著作《活出最乐观的自己：彻底改变悲观人生的幸福经典》（*Learned Optimism: How to Change Your Mind and Your Life*）中，提出了精神疾病和精神健康两者最重要的区别：

治愈消极的过程并不会产生积极。奇怪的是，一个人可以同时处于快乐和悲伤之中……我们发现让自己快乐的技巧与让自己不难过、不焦虑或不生气的技巧完全不同……夜晚，当你躺在床上思考你与你所爱之人的人生时，你通常考虑的是如何做加法使其变得更好，而不是从非常不幸变得没那么不幸。

我们在一定程度上并不完全同意塞利格曼的观点，因为我们发现，对许多生命历程项目的参与者而言，设法解决情绪问题是必要——至少能有所帮助——的尝试。当然，要想克服成瘾并获得幸福需要我们将注意力转移到变得更好和更快乐上，而非只关注遇到的难题。

透过积极心理学的视角，心理学家已经开始重新思考幸福的生活到底意味着什么。这种重新审视也相应改变了我们看待成瘾的方式。心理学与精神病理学将成瘾塞入一个僵化的机械模型中，把人们看作受抽象大脑机制控制且毫无自主性的机器。

美国药物滥用研究所所长诺拉·沃尔克（Nora Volkow）就是这种理念的推崇者。在《成瘾是自由意志的疾病》（*Addiction is a Disease of Free Will*）这篇文章中，沃尔克主张 [ 也在《赫芬顿邮报》（*The Huffington Post*）以及其他许多场合多次表示 ]："成瘾不仅是一种'大脑的疾病'，而且它让人类行使自由意志的脑神经回路不再运作。药物破坏了这些神经回路。成瘾者并不是自己选择了成瘾，而是他们早已失去了选择是否使用药物的能力。"《纽约时报》曾多次刊登关于成瘾的特别报道，并最终用这种"被绑架的大脑"模型来理解药物使用行为与成瘾问题。（"你心里觉得自己没问题，但往往一失足成千古恨。"）

这种关于成瘾的看法是不是对的？我们是否要将我们的治疗和人生建立在沃尔克和《纽约时报》对人类的看法上？沃尔克及其同事的态度让我们觉得，人类可以掌控的似乎只有最基础的感受——寻找快乐或规避痛苦。但是，正如塞利格曼及其同事所强调的，生命可不仅仅是这些。想一想你人生中最大的快乐吧。它们仅仅是生理上的快乐或对痛苦的回避吗？还是存在着让人更深刻的满足，例如达成一个有价值的目标，建立一段更深厚的关系，帮助别人，在一项有挑战性的活动中掌握技能而获得的快乐？而且，这些快乐来得容易吗？这些快乐是否需要我们付出努力甚至作出牺牲？

快乐是我们对抗成瘾的基础价值与工具，就像通过达成目标来回避和克服成瘾，人们需要在生活中寻找到自己人生的意义。目标和意义是达克沃斯提出毅力理念的基础，也是推孟研究结果中可以给人带来长寿与生命满意度的源泉。我们会一次又一次在自己和那些成功者的生命中，甚至在那些虚构人物的身上发现这些不变的真理。

### 布鲁克林长着一棵树

在第三章我们提到了一部经典美国小说《布鲁克林长着一棵树》（*A Tree Grows in Brooklyn*），第一次世界大战刚刚打响时，主人公弗朗茜出生于布鲁克林的一个穷困家庭，她是三个孩子中的一个。她的父亲因酗酒在 35 岁时就去世了，尽管如此，她的父亲给予他们很多关爱，而她也敬爱着她的父亲，她的母亲是一名非常努力的清洁工，日常工作就是打扫他们住的经济公寓，再加上她的阿姨，他们一家人组成了一个亲密的、不可分割的大家庭。

当弗朗茜7岁时，她和弟弟被要求独自去接种天花疫苗，由于对马上要打针感到害怕，因此弗朗茜和弟弟在他们公寓楼旁的泥塘里玩了一会儿，再去接种疫苗。当她被注射疫苗时，注射的医生向护士说弗朗茜身上有多脏——贫穷的家庭是多么肮脏——就好像弗朗茜不在他们面前似的。

弗朗茜向医生和护士说："我弟弟就在旁边，他的手臂和我的一样脏，所以你不要再因此而惊讶，这话已经对我说过了，你不需要把同样的话再跟他重复一遍。"医护人员们很惊讶弗朗茜居然在听他们的对话，还知道如何为自己辩护——这样一个7岁的孩子就已经知道她自己值得被他们更好地对待。弗朗茜的家庭一直努力确保她的自尊和自主不受到贫困和他人轻视的影响。

弗朗茜的老师同样看不起她，而喜欢家庭条件比较好的孩子。在14岁时弗朗茜为了减轻家里的负担离开了学校，当时她隐瞒了自己的真实年龄并找到一些工作，其中包括处理信息——小时候母亲每晚给她和弟弟读莎士比亚的作品和《圣经》，她自己经常到当地的图书馆阅读，这些都让她为这些工作作好了准备。她报名参加了夏季大学的课程，在那里一位前辈给了她很多帮助（毕竟她从来没有上过高中）。

弗朗茜在16岁时进入了密歇根大学，就像现实生活中这本小说的作者贝蒂·史密斯（Betty Smith）那样。在完成回忆录式的小说几十年后，史密斯为了书的发行坐巴士到纽约。她一大早就自己出去买报纸，这样她就不用给门童小费了。当她回来时，前台接待员告诉她："有好多人在找你，是为了一本书的事。"

弗朗茜发誓要认真地度过自己的人生，就算是沉闷和痛苦的时光，她也希望自己能够去享受。史密斯得到了快乐和成就感。她的坚强，让她和弗朗茜一样，战胜了生活给予她的挑战，同时也让她（还有她弟弟）从不像她父亲那样酗酒。

## 玻璃城堡

还有一位女性也从艰难贫困的家庭中获得了支持与温暖，她就是珍妮特·沃尔斯（Jeannette Walls），畅销书《玻璃城堡》（*The Glass Castle*）的作者。因为酗酒，她的父亲总是没法长久地待在一个地方稳定地从事工程师的工作，所以沃尔斯一家在美国西南部过着颠沛流离的生活，但她的父亲很有才华，尤其是在文学领域。每天晚上，父亲会和珍妮特讨论字典上字词的含义，然后写信给字典出版社针对他们列出的定义提出意见（出版社往往会送免费的书籍作为回应）。

孩子们经常饿着肚子上床睡觉，第二天再去学校的垃圾桶里找三明治吃。然而，在父亲的指导与母亲的艺术才能的熏陶下，只要他们在一所学校待的时间长到可以拿到成绩单，他们就都能在班级中脱颖而出。当他们的母亲获得了一份自己不能胜任的教师工作时，孩子们就会帮母亲批改试卷以维持这份工作。高中毕业后，尽管父亲偷偷花光了家里一点点储存起来的积蓄，珍妮特和姐姐还是搬到了纽约。在那里姐姐成了一名商业艺术家，后来她们的弟弟也搬到了纽约，成了一名警察。

珍妮特得到了一份为当地新闻报纸写文章的工作，她感觉自己已经得到了纽约市最好的工作！最终，报纸的编辑向她吐露了纽约市还有更好的写作工作。当珍妮特说这些工作都需要一个大学文凭而她没有钱读大学时，报纸的编辑告诉她可以申请奖学金。珍妮特申请了奖学金，就读巴纳德学院并以全优的成绩毕业，最终她成了《纽约》杂志的时事专栏作者。

珍妮特、她的姐姐和弟弟，没有一个人变成酗酒者。

许多人都超越了他们贫苦和糟糕的原生家庭的限制，另一个例子是小说家克里斯蒂娜·贝克·克兰（Christine Baker Kline），她的作品包括畅销小说《孤儿列车》（Orphan Train），书中描述了她的父亲如何引领她和姐姐去面对生活。

### 父亲的传奇（节选）——克里斯蒂娜·贝克·克兰

我的父亲有一个爱冒险的灵魂，他会和那些看上去拒绝与人接触的人交朋友，擅自闯入私人领域，为了冒险去试探一切事物的边界。他的人生哲学是，你不需要钱或计划，只要你愿意活在当下，让灵感带你去你想去的地方。

父亲出生在乔治亚州一个赤贫的农村家庭，他的母亲是一名磨坊工人，而他的父亲下班后宁愿去酒吧也不回家。他很早就明白，要想提升自己的社会阶层，最快的方法是靠自己的魅力和聪明。他努力进入大学——他是家里第一个上大学的人——拿到了一项足球奖学金，然后通过神学院获得博士学位。

他的随心所欲意味着我们曾经错过飞机、丢失行李、半夜里还在危险的路上开车、在一些只供应冷水的小木屋里住宿，有时候甚至要挨饿。但这也伴随着美丽的奇迹：一片未被人发现的海滩，一个有摄人心魄美景的渔夫小屋，一顿有羊奶、酸奶和新鲜蜂蜜的山坡上的早餐。虽然过去 35 年了，我依然记忆犹新。所有这一切让他的女儿们看到，这个世界并不是一个庞大且令人害怕的地方，而是她们随时可以探险的神奇世界。

即使现在他已经快 80 岁了，他仍然每天都过得带点儿刻意的鲁莽，问别人一些冒犯的问题，寻找新鲜的体验，他相信这样就能够打破束缚，为自己创造出更好、更有意义、更满意的生活……

毫无疑问，我父亲无穷无尽的好奇心也塑造了我的性格。我经常发现自己和排队的陌生人搭讪，接受突如其来的邀请，或尝试一些离经叛道的冒险。

我想我从父亲那里学到的最重要的东西是，当你大胆冒险时，可能需要承担风险，但是你将以全新的角度来看待这个世界。如果你足够走运，这感觉就像飞翔一样美妙。


这三个酗酒者的孩子——贝蒂·史密斯、珍妮特·沃尔斯和克里斯蒂娜·贝克·克兰——她们的父亲都出身于贫困的家庭，但都踏上了冒险、有意义、有成就感和影响他人的生命征程。我们已经叙述过，对于经历过贫困和虐待的孩子，成功的机会是多么渺茫，但是他们依然可以跨越人生中的障碍。

这三个孩子最终能够跨越人生中的障碍，是因为她们皆有丰富的个人和家庭资源的支持。珍妮特·沃尔斯的父亲尽管有些瑕疵，却充满智慧，同时她有自己的兄弟姐妹和她一起分担一切。贝蒂·史密斯的父亲虽然不断以破坏性的方式生活，但始终乐意全身心地为女儿付出。克里斯蒂娜·贝克·克兰受到了父亲生活方式的鼓舞，父亲教会了她活在当下，而她也始终把父亲当作自己生活的模范。

在我们分享的真实案例中，有一位单亲母亲乔安妮的案例。尽管她面临着很多困境，但她依然指导女儿拉娜继续成长发展。乔安妮在青春期的时候得过厌食症，离婚也让她出现了过度饮酒的行为，而这使得拉娜不得不面对一个不那么完美，但一直很爱她希望她过得好的母亲。与此同时，我们需要注意的是，乔安妮和拉娜住在一个繁华的社区，她们能够获取一系列社会支持服务、咨询和教育福利。面对困难时，乔安妮和拉娜不需要孤军奋战。

家庭、父母、其他模范人物与社区都可以从帮助他人中有所获益。正如前面所提到的，克雷西是芝加哥一位健康管理经理和投资专家，同时也是斯坦顿的合作伙伴。克雷西资助并创立了超越家庭康复中心（Above and Beyond Family Recovery Center），这个机构通过非病理性的治疗方式和支持项目来帮助处于城市边缘区域的人们面对成瘾问题，同时为他们提供家庭、工作和教育等方面所需的资源。克雷西认为，他的工作和财富使得他有责任去帮助别人。他的经历也告诉他，只有让人们感到对整个生活都充满希望并有机会获得成功时，成瘾问题才能得到解决。

# 第十四章

# 结论：美国人的错觉

美国人有一个幻想，即人们可以忽视所有的文化、社区和个人问题，然后找到一种解决成瘾和心理健康问题的医学治疗方法。这种幻想来源于美国对医疗技术的信仰（对于某些领域这样的想法是合理的），来源于美国例外论思想和信仰疗愈的力量，来源于寡廉鲜耻的"万灵药"销售员和康复治疗，也来源于主宰我们健康生活以及我们如何看待自己与社会前景的医学霸权。

这样的幻想就像是在一个与世隔绝的森林部落中观察一切。这种思维不仅是错误的和不健康的，而且会适得其反，让问题加剧恶化。我们不仅忽视了那些生活在内陆城市和偏远地区的贫困人口，而且忽视了从社会意义上和经济学意义上都可称之为富裕家庭的后代们，这样的忽视为成瘾和情绪问题的滋生提供了肥沃的土壤。

解决这些问题并没有捷径，你没法说："我们意识到这些都是问题，但等我们克服了成瘾和精神疾病后，再来解决它们吧。"

实际上这些问题是众所周知的：

◆ 生活在社会底层的人们几乎没有机会打破阶层的壁垒。

◆ 年轻人，即使是那些出身优越的豪门子弟，也常常无力应对严重的情绪问题，压力和焦虑在美国随处可见。

- 人与人之间越来越疏远，并且逐渐失去了寻求和表达亲密关系的能力。
- 我们更少将情感与金钱投入社区和社会生活。
- 我们离真实的生活越来越远，电子设备让我们待在家里，远离真实的体验。

尽管作为社会整体，我们已经采取措施并尝试弄清楚该如何解决这些问题，但我们忽视了能帮助我们的团体、社区和文化干预途径。只靠我们自己是远远不够的。面对抑郁和自杀问题日益严重的现状，美国心理健康研究所所长托马斯·因赛尔（Thomas Insel）（于2002—2015年任职）加大了对精神病理性治疗与抗抑郁药物治疗的投入，如此看来，我们已沉迷于美国式的病理性干预不可自拔。在沃尔克担任美国药物滥用研究所所长的20年间（阿片类药物危机时期），这种对病理性理论的沉迷更加明显。

## 社区，社区，社区

在凯特·丝蓓（Kate Spade）和安东尼·波登（Anthony Bourdain）自杀后，社会掀起了一股鼓励人们拨打"800"自杀预防热线以解决自杀问题的风潮，但在这样的风潮中出现了一种完全不同的声音。美国广播公司（American Broadcasting Company）报道了一条抓人眼球的新闻："名人死亡后自杀热线数量飙升。"但是，新闻本身的内容更有深意。

### 预防自杀，不只是劝服人们不要死

精神病学专家、美国自杀预防基金委员会首席医疗官克里斯汀·穆捷（Christine Moutier）医生建议，我们看待自杀预防的方式应当与我们看待心脏病预防的方式相似。

就像我们抗击心脏病不会只聚焦于那些处于严重心肌梗死边缘的人，我们不能等到人们处于想要结束自己生命的边缘才对自杀行为进行干预。

"在医疗领域里，在我们生活的世界中，这样的危机每时每刻都在发生，"穆捷医生说，"发生在社区的自杀事件会唤醒身处其中的人们，使他们为改变现状而作出努力。"

穆捷医生曾在加州大学圣地亚哥分校医学院担任住院医师，后来担任精神病学教授和副院长，在长达15年的任职生涯中，有13名内科医师结束了自己的生命，其中大部分都任职于学院的医疗中心（这可能是一种令人感到难过的讽刺）。

穆捷领导了一个抑郁科普和自杀预防项目，她认为社区中的人们开始逐渐愿意互相陪伴与支持，穆捷解释道，"整个文化环境都有所改变"，加州大学圣地亚哥分校从"内科医师自杀频发到几乎无人自杀"。

约翰·哈里（Johann Hari）在他的畅销书《失联》（*Lost Connections*）中有力地论证了，人与人之间交流和联结的缺乏是目前精神疾病大流行的根源。

## 寻求真理

本书的重点不在于如何改变世界，当然，这样的努力同样至关重要。本书的重点在于如何改变我们的生活、我们孩子的生活，以及我们接触的环境。我们需要为自己创造一个积极的小宇宙。关于儿童和青年人精神疾病和成瘾问题的易感性，以及无望的美国民众不断恶化的生活境遇，我们已经陈列了许多详细的数据，由此看来，现状的改变已经刻不容缓，并且日益艰难。

对每个人来说，生活和成瘾问题都是可以改变的，不论我们处于何种境况，绝望都是没有好处的，也并非无法避免的。希望一直都存在，我们有力量去找到它并让它引领我们前行。

作为本书的作者，我们只能力求说出真相——科学的真相，因为这是我们能够提供的最大的帮助。我们希望能够澄清关于成瘾的科学真相、美国对成瘾问题的盲目反击，以及破坏性结果带来的惨痛的社会现实。就像我们生命历程小组的一个参与者所说的，生命历程项目的成瘾治疗"真的只是常识"。

让我们与孩子和家庭，与美国和全世界所有其他国家一起，在生活中向常识致敬。

# 附录 A：读者练习

以下精心设计的练习是为了帮助你更清楚地思考自己面对的，或者你的孩子可能会面对的问题。你可以将答案写在笔记本上，抑或只是翻阅材料来帮助你厘清思路。不是所有问题都适用于你的特定情况，如不适用即可略过。由于许多读者主要关注预防或治疗他们孩子的成瘾，因此许多问题都与成瘾相关，但是同样的概念适用于其他很多问题。

## 第一章　成瘾是一个发展过程

成瘾并不是一种大脑疾病，在特定情景中，大多数人都会在成熟的过程中告别成瘾。我们将为你和你的孩子一起分析成瘾易感性，理解对抗成瘾的抗逆力究竟缘何而来。

### 你的世界

**A. 反思**

1. 你是否认识已经克服成瘾（包括烟瘾、咖啡瘾、药物依赖）或者戒掉酗酒、药物滥用等不良嗜好的人？

2. 这些人现在是否克制地、合理地、适当地使用这些物质？

3. 简单描述他们康复的意义与表现。

4. 你曾经克服过什么成瘾问题或不良嗜好？

5. 你目前面对着什么样的生活困难？

## B. 行动

1. 在你的印象中，对那些克服成瘾的人来说，是什么使他们成功摆脱成瘾？

2. 他们的生活状态发生了怎样的变化，从而指引着他们走向康复？

3. 如果你克服了成瘾，那么是什么给予了你改变的力量？

4. 你的生活将会发生怎样的变化？你会如何在当下的情景中作出类似的改变？

5. 你会如何面对生活中不同的挑战？

## （针对父母）你孩子的世界

### A. 反思

1. 目前你孩子需要面对多少挑战？

2. 你孩子的生活中有什么压力或者需要面对什么样的期待？

3. 你孩子现阶段有什么发展性挑战？

4. 你自己是否有你孩子此年龄段普遍存在的成瘾问题？比如电子游戏成瘾、节食，乃至药物依赖、酒精成瘾，越具体越好，比如多玩家在线电子游戏成瘾、电子烟成瘾等。

5. 你认为你孩子在未来的几年中会遇到什么样的挑战？

6. 在你孩子的年纪，健康或者成功的孩子是什么样的？

B. 行动

对所处世界有清晰的理解与定义能够帮助到你的孩子。对孩子面对的各种生活难题，包括可能遇到的成瘾问题的讨论，能够让你和孩子都有所获益。

## 第二章　成瘾经历

在人生不同阶段人们会对各种体验成瘾，但他们往往能在成长过程中告别这些成瘾问题。这些成瘾体验会以破坏性的方式来满足人们的需求，大多数人都能够克服成瘾问题，并以带来积极感受的更有价值的目标来替代过去的成瘾体验。

### 你的世界

A. 反思

1. 你或者身边的人是否曾经服用过止痛药？你或者其他人是否出现过成瘾问题？

2. 为什么你或者其他人没有出现成瘾问题？服用止痛药的经历是如何影响到你的？

3. 你的价值观或生活中其他的事物如何影响了你对止痛药的反应？

4. 你可以在自己的生活中找到哪些与成瘾相关的经历或体验？

5. 在什么情况下你会更容易出现成瘾问题？

B. 行动

1. 写下你生命中所有可能导致成瘾的经历或情景。

2. 写下所有你曾经使用过的或可以使用的，以帮助自己避免成瘾问题的情景或替代品。

3. 描述你的邻居或工作可能会如何诱发你出现成瘾问题。

4. 描述如果你是一名政策制定者，你会在生活和工作中做些什么以克服成瘾。

5. 挑战你的思维，描述你觉得人类很难改变的是什么。

6. 思考有什么方法可以让人们对药物的反应变得平静，而不是恐惧。

### 你孩子的世界

#### A. 反思

1. 你是否曾经教育孩子酒精或药物会导致成瘾？你是否曾经教育孩子对自己生活的掌控感远比药物更有价值？

2. 你是否曾经和孩子一起讨论过所有的不健康行为？你是怎么做的？

3. 你的家庭中是否有人出现过与成瘾相关的问题？到底发生了些什么？

4. 你的家庭是如何看待成瘾者的？

5. 你有多担心孩子出现成瘾问题？

6. 你认为什么可以预防孩子出现成瘾问题？你认为什么能帮助他们康复？

#### B. 行动

1. 指出并讨论成瘾行为，以及为什么这些行为是不健康的。

2. 鼓励情绪的表达，检验你与孩子的感受，讨论情绪到底是什么，人们会感受到什么，如何识别情绪，以及我们应该如何以一种建设性的方式回应我们的情绪。

## 第三章　丰富生活经验

一辈子的成瘾极为少见。丰富生活经验能够减少生命中的成瘾行为。

### 你的世界

#### A. 反思

1. 描述鼓舞你的生命体验。在生活中有什么是你认为重要的？有什么会让你感到很充实？

2. 你做过的最冒险的事情是什么，或者你在过去六个月里做过的最冒险的事情是什么？

3. 在这段时间里，你和任何新认识的人交谈过吗？

4. 你的孩子是否看到过你参与任何让你感到充实的事情？你的家庭会参与那些让人感到充实的活动吗？你的社区呢？写下任何有助于建设这个社区或者带来价值的活动。

5. 你会怎样定义一个好的人生？

#### B. 行动

1. 有什么是你可以参与的新的、有趣的或有价值的事情，例如社区活动、宗教活动、体育锻炼（登山或其他项目）和社交等？

2. 在你的家庭、社区、城镇或城市中，有什么新地方是你可以马上去的，或者可以结交到新朋友的？

3. 有什么新的冒险是你想象自己可以参与的？

## 你孩子的世界

### A. 反思

1. 你的孩子是否被困在一个狭隘的世界里——学校、网络、家庭？

2. 回想你在你孩子这一年龄段，是否比他拥有更多自由？

3. 你觉得自己害怕新的体验吗？

4. 你认为孩子最重要的活动是什么？

5. 孩子感觉最重要的活动是什么？

### B. 行动

1. 你可以怎样减少孩子感觉无聊的时间并鼓励他们投入一些积极的和有吸引力的活动？

2. 当孩子对尝试新事物或面对新挑战产生恐惧时，你会如何帮助他？（提示：你是否刺激了这些恐惧的出现？）

3. 找到对你孩子来说，最具有掌控感和成就感的事物或领域。在不让他们感到被逼迫和控制的情况下，促进或鼓励孩子能力的发展。

4. 在和孩子一起或者你没有直接参与的情况下，你可以如何支持孩子去尝试新的或冒险的事情？

5. 带着冒险感、想象力和希望，与孩子一起谈论他们的未来。

## 第四章　儿童的生命历程

和其他所有人一样，儿童也喜欢成为自己生命的主人。成为自己的主人可能意味着成功，或者对自己人生的掌控，如果既不成功，也没有掌控权，那么他们希望自己至少能够预测可能会发生在自己身上的事情，哪怕这些事情无比糟糕。孩子们需要能够帮助自己成长，以及帮助自己解决问题与摆脱人生困境的基本元素：动机、选择、奖励、联结。将这些基本元素联系起来，和孩子一起思考、探讨与行动。

### 你的世界

**A. 反思**

1. 你是否曾经将孩子（或任何人）遇到的人生困境理解为一种障碍或当下流行的心理健康问题诊断？

2. 思考一下，你是如何知道并理解这些标签的？

3. 描述这些诊断和标签可能带来的后果，无论是好的还是坏的。

**B. 行动**

1. 避开所有的诊断和标签，用生活中的语言来描述孩子遇到的困难。

2. 思考接受诊断和标签，以及不接受诊断和标签带来的不同影响。

3. 思考不给孩子贴标签可能带来的积极影响。

### 你与孩子的世界

**A. 反思**

1. 你的孩子什么时候会勉强接受不那么好的结果？

2. 这样的行为会对孩子造成什么样的限制？

3. 你的孩子在恐惧些什么？

4. 这些恐惧缘何而来？

5. 你或其他人（如教师和咨询师）是否将这些限制与恐惧看作孩子大脑永久性障碍的一部分？

6. 你会在什么时候，以什么样的方式向孩子表达这一点？

7. 这对你的孩子造成了什么样的影响？

**B. 行动**

通过以下五个问题，帮助孩子解决面临的挑战，例如学业、体育、人际关系和交友方面的挑战，以及在独立性方面面临的挑战。同时，可以在他们表现良好的领域应用这些问题。

1. 什么会给你的孩子带来动力？

2. 在哪些方面孩子可以表现出自控力？

3. 你为孩子提供了什么样的选择？

4. 他们从这些选择中获得了什么样有意义的反馈？

5. 在这些情景中，孩子能够获得（或者你为孩子创造了）什么样的与人联结的机会？

## 第五章　儿童与成瘾

关键议题：

◆ 如何帮助孩子健康成长，以避免他们出现酗酒或药物滥用问题？

- 告诉年轻人他们将是一辈子的酒鬼或瘾君子可能会造成什么样的后果？
- 我们应该如何利用人类发展的疗愈倾向，来帮助更多人从自身的酗酒或药物滥用问题中康复过来？

儿童与青少年药物滥用的现状：

- 没有人注定会成瘾。
- 早年娱乐性药物的使用可能会有不好甚至很糟糕的影响，但这样的行为并非等同于成瘾的终审判决书。
- 摆脱早年物质滥用问题的途径是尽可能地拥抱生活并寻找生活带来的回馈。
- 给孩子贴上成瘾者的标签于事无补，我们不应该这么做。

## 你与孩子的世界

### A. 反思

1. 为什么会有这么多孩子出现物质滥用障碍和心理健康问题？

2. 现在的情况和过去是否不同？

3. 现在的情况和过去究竟有什么样的不同？

4. 这些不同是好还是坏？

5. 你在孩子这一年龄段时是否遇到了更多的挑战与困境？

6. 你是否对孩子面对世界的能力抱有悲观的态度？

7. 你认为孩子出现的问题可能会有什么样的后果？

8. 在理想状态下，你认为世界该如何改变以使孩子变得更加健康？

9. 世界依然存在着你所看到的各种问题，你觉得孩子是否依然可以健康地成长？

10. 你认为对情绪障碍或成瘾问题的治疗应该包含哪些元素？

**B. 行动**

1. 你可以给孩子的生活带来哪些虽然现在很少见，但在你的童年很常见的东西？

2. 你可以为孩子所在的机构（例如孩子所在的学校或幼儿园）提供什么，以帮助改善你认为影响孩子健康发展的因素？

3. 当孩子遇到情绪问题或成瘾问题时，你该如何为他们寻找有效的专业支持、治疗或其他康复环境？

## 第六章　疾病、失调和自我实现的预言

## 第七章　超越标签

当我们努力帮助孩子掌握自身学习风格，实现自身潜力的时候，我们需要回答一个关键的问题：心理障碍的诊断到底对孩子有没有帮助。成瘾的病理性治疗并不能帮助孩子，甚至可能会造成伤害。诊断通常忽略了个体本身的独特性，不关注个体的差异性和复杂性。与诊断相关的污名化也会给孩子带来负面的影响。

对不断成长变化的孩子来说，疾病诊断存在很大问题。诊断带来的灾难化视角只会让人悲观地看待未来，而这更加剧了抑郁与焦虑的症状。更重要的是，它让那些受害者与痛苦的人失去了前进的动力，失去了对自身能力的信心，从而更难以改变。类似的问题也出现在基于创伤的成瘾治疗中，因为基于创伤的成瘾治疗往往不是鼓励人们更多关注自

己的积极选择和目标，而是聚焦于他们最痛苦、最糟糕的时刻。

### 你与孩子的世界

#### A. 反思

1.当你解决了某个问题或改变了自己的某个成瘾行为（如吸烟）时，你有什么样的感受？你是感到自己充满力量，还是觉得自己很糟糕？

2.你是否同意，最好的帮助是鼓励孩子关注自身的优势与成功，或者解决遇到的问题？

3.你认为为什么有那么多人无法在康复中心的帮助下康复？

4.尽管经常失败，你认为为什么还是有这么多人把自己的孩子送进康复中心？

5.你是否能够想象，有一天孩子出现的问题太过严重，让你感到不得不将他送进康复中心？

#### B. 行动

1.为你的孩子制作一份治疗报告。

- 用 10 个词来描述你的孩子，至少用 8 个积极的词，剩下的使用中性词。
- 描述孩子的哪些独特品质给家庭带来了积极的影响。
- 描述在哪些领域孩子的特点给他带来了困难。
- 尝试理解为什么孩子会遇到这些困难，从孩子的角度来看待问题。
- 尝试思考有哪些实际的方法可以改变孩子所处的环境，让他能够解决遇到的困难，挖掘自己的潜力。

2.当孩子出现严重问题的时候，怎样让自己对孩子保持积极的态度？

3.为自己或孩子制定一个乐观但现实可行的计划。

4.在脑海中想象完成这个计划可能需要的具体步骤。

# 第八章　行为成瘾及其启示

现在，精神科医生在诊断物质滥用障碍时已经不再使用"成瘾"或"酗酒"，"成瘾者"或"酗酒者"等术语。当不符合特定症状标准时，甚至连特定物质的日常使用都不再被定义为精神障碍。奇怪的是，在美国疾病诊断中唯一保留了"成瘾"两个字的是行为障碍下的赌博障碍。

在世界卫生组织的诊断手册中，强迫性性瘾障碍与强迫性赌博障碍都是成瘾行为障碍。

实际上，成瘾并非仅限于物质，还包括对生活的成瘾，以及对各类活动与体验的过程与结果的成瘾。

如果孩子因为自身的强迫性电子游戏行为而拒绝和其他孩子玩耍，或者拒绝阅读与锻炼（如第六章所描述的），这就形成了一个成瘾问题，即沉迷于一种自我破坏、自我延续的行为过程，从而无法正常地生活。电子游戏成瘾的问题不在于电子游戏本身，而在于电子游戏占据了孩子们的全部生活。这是所有成瘾的核心特征。

## 你与孩子的世界

### A. 反思

1.过去的你是否有过严重的成瘾问题，包括非物质成瘾与物质成瘾?

2. 你有哪些成瘾行为一直延续至今?

3. 这些成瘾行为具体给你带来了什么问题?

4. 这些成瘾行为给你带来了哪些心理上的满足?(可参考第二章的成瘾标准。)

5. 你的孩子是否参与过任何带有成瘾特点的活动?(如赌博、电子游戏。)

6. 这些活动给你的孩子带来了哪些心理上的满足?


**B. 行动**

1. 除了带有成瘾特点的活动,列出你或者你的孩子可以从中获得满足的其他活动。

2. 为什么你会列出这些活动,是因为你或者你的孩子曾经从中获得过快乐,还是曾经考虑过这些活动可能带来的积极感受?

3. 可以考虑将这些活动或者类似的活动列入每日、每周或者每月的计划表中,然后注意你或者你的孩子成瘾行为的变化。

4. 把成瘾行为的对象看作成瘾行为本身,能否帮助你摆脱成瘾?如果不这么看,能否帮助你摆脱成瘾?

5. 尝试去思考并理解这些活动给你带来的好处,寻找能给你带来相同好处的替代品。

6. 以发展性的视角来理解成瘾行为,反思你曾战胜的成瘾问题,你究竟是怎么做到的?请相信你可以再次战胜成瘾,你的孩子也是。

## 第九章　12步疗法的极限

揭秘：有足够多的有力证据表明匿名戒瘾会对于治疗成瘾收效甚微，甚至可能会带来危害，同时常常让那些不接受其理念的人感到被排斥和拒绝。在大多数情况下，有些有着明显物质成瘾问题的人会在一开始就拒绝参加匿名戒瘾会和12步戒瘾治疗项目，或者在参加后很快离开团体。

### 你与孩子的世界

**A. 反思**

1. 如果有人被发现在吸毒状态下驾驶，那么你认为是否应该强制这些人参加匿名戒瘾会或12步戒瘾治疗项目？

2. 你是否曾经参加过匿名戒瘾会或12步戒瘾治疗项目？你是否从中有所获益？还是你感到很奇怪并很抗拒这个团体？

3. 如果你从未参加过匿名戒瘾会或12步戒瘾治疗项目，那么想象一下自己完成以下三个步骤。

第一步：承认我们无力控制自己的成瘾行为或者我们的生活已经失控了。

第二步：相信有一种更强大的能量可以帮助我们重新找回理性。

第三步：选择将我们的意志和生活交给上帝来照顾，因为我们理解上帝。

现在你有什么感受？

4. 你是否能够想象那些有物质成瘾问题的人对匿名戒瘾会和12步戒瘾治疗项目的负性反应与抗拒？

5. 你认为在此之后，他们会受到什么影响？

6. 你认为承认自己将永远是个酒鬼或瘾君子，或者自己无能为力，是否会对自己有任何心理上的帮助？

7. 这样的说法和信念可能会有什么不良的影响？

8. 面对不同年龄（如 18 岁和 45 岁）的人，他们对这些问题的回答是否会有所不同？

**B. 行动**

1. 你怎么看待将孩子送去接受 12 步戒瘾治疗这件事儿？

2. 你希望孩子从中获得什么样的技巧、对自我的感受和对世界的看法？

3. 你认为康复中心会达到你的期待吗？你曾经对此有何了解？

4. 你会对孩子有什么样的担心，包括他们遇到的人和接受的教育？

5. 你是否了解或者能否想象年轻人接受康复中心治疗后的最糟糕结果？

6. 你可以做些什么来预防你担忧的危险？

7. 你会如何和孩子就他们在康复中心接受的教育和他们对此的看法开展讨论？

8. 你是否能够想象自己的孩子以另一种与过去不同的方式对待药物？

## 第十章　在现实世界中康复

心理健康与成瘾康复领域的专业人士已经在共同努力建立一种全

新的、整合的、较少依赖药物的康复标准与目标，从人生境遇来理解个体的康复。物质滥用与心理健康服务局召集了相关领域的顶尖专家对康复作出了新的定义。

这个新的定义并不把康复看作长达一辈子的努力，而是更关注个体是否踏上了人生新的旅程。这样的人生旅程是聚焦于个体且为个体赋能的过程，存在四个关键组成元素：健康、家庭、目标和社区。这为成瘾康复创造了全新的意义，与成瘾和心理疾病的主流治疗方法截然相反。

### 你与孩子的世界

#### A. 反思

1. 你是否认识从成瘾或心理疾病中康复的人，如家庭成员、朋友或同一个社区的成员？如果有请尝试回答以下相关问题。

2. 他们的康复过程是什么样的？是什么让你知道他们康复了？

3. 他们在生活中作出了什么样的改变？

4. 他们的态度与行为有什么不同？

5. 他们的改变与他人和社区有什么关联？

6. 他们是否与家人变得更加亲密，或者组织了自己的家庭？

7. 他们是否接受了新的教育，或者更加投入工作？

8. 你如何看待他们的康复？

9. 你是否能够想象有人拒绝承认这些康复经历的存在，就像有人认为巴里摩尔只是在否认自己就是个瘾君子？

10. 面对这样的质疑，你会如何向人们解释这些看似非传统的康复过程是真实的、有价值的、可实现的，并且是我们更应该努力帮助人们康复的重点？

**B. 行动**

1. 思考你希望自己的康复之路该如何走，是否会以积极的方式走向未来。回顾前面提到的四个关键元素，并将其囊括到现在或未来的康复过程中。

2. 思考如何帮助有成瘾问题或心理疾病的孩子康复。回顾第六章和第七章的练习，有什么积极的元素和技巧可以有助于孩子的康复？

3. 你是否相信这些康复故事会发生在你或者孩子身上？

4. 你是否曾经对爱或者其他东西成瘾？康复是不是一件困难的事情？对爱成瘾的康复可以帮助你理解所有成瘾康复的关键，或者从另一个角度来说，你可以让已有的成瘾康复经验帮助你告别在心头徘徊久久不愿离开的对爱的成瘾。

# 第十一章　培养不成瘾的下一代

成为父母不仅给我们带来了意义与目标，降低了我们成瘾的风险，而且给我们提供机会改善自己的生活，不让我们的问题传递到下一代身上。这样，历史才不会变成命运，个人或家族的成瘾史应该成为指引我们与孩子避免犯错的灯塔，而不是让我们与孩子重现成瘾史。

本书是价值取向的，包括了十二个帮助预防成瘾的价值观：目标，成就感，自我关照，关照他人，责任心，觉察／正念，冒险，愉快与乐趣，对社会、政治与宗教的责任感，经济能力，效能感、才能与赋能，成熟。这些是父母在抚养孩子长大的过程中可以培养的核心价值观。

**你与孩子的世界**

A. 反思

1. 请描述你最重要的价值观，并举出生活中的例子。

2. 思考这样的价值观如何支持并指引你走过人生最艰难的时期。

3. 你是否曾经在他人（甚至是最亲近的人）的反对下捍卫自己的价值观？

4. 你是否曾经放弃过坚守这些价值观？（每个人都曾放弃过。）思考并描述放弃是怎么发生的，以及为什么发生。当开始对这种情况有所警觉后，你会在未来如何面对这种情况？

5. 在十二个帮助预防成瘾的价值观中选择四个。你是如何在生活中体现这些价值观的？请举例说明。

6. 如果你曾经有过成瘾问题，或者有成瘾的家族史，那么你是否觉得这会让你的孩子面临更大的成瘾风险，甚至他们肯定会出现成瘾问题？


B. **行动**

1. 你的价值观是否指引着你的生活？你是否希望受到这样的指引？你准备怎么做，或者说怎么接受更多的指引？

2. 你是否与自己的孩子讨论过价值观？你会怎么做？请举例。

3. 你会怎么向孩子展示对你来说珍视的东西？请举出过去成功或失败的例子。

4. 如果你有成瘾史，那么你怎么看待自我实现预言？请给出你的看法。你是否看到它在自己身上的表现。你会以什么方式帮助自己和孩子不受其影响？

5. 你应该如何鼓励孩子去选择自己的命运？无论作为父母的你曾经有过什么样的成瘾问题，思考你想要展示的价值和你希望给予的支持，以确保孩子能够以最满足和最具有建设性的方式去生活。

## 第十二章 发展目标、效能感和独立性

无论处于什么样的情境，拥有生活目标，感觉能够控制自己的生活（效能感、主观能动性、赋能），以及独立自主是让人们能够避免或摆脱成瘾的基本价值和能力。拥有生活目标是长寿和身心健康的最佳预测因子。在我们生活的世界中，自我效能感和独立性是孩子们遇到的最大难题，因为父母通常在恐惧与焦虑的驱使下想要保护孩子不受任何影响，无论这样的影响是好还是坏。

### 你与孩子的世界

**A. 反思**

1. 你是否为孩子想要成功而感到纠结，担心自己过高的期待会给他们带来太多负担？

2. 这样的恐惧缘何而来？是否来源于你自己的成长经历？

3. 你是否对那些成功人士心怀羡慕？

4. 你对成功有着什么样的态度，又是如何向孩子表达的？

5. 你是否觉得这个世界十分危险，甚至比自己小时候的世界更加危险？

6. 在和孩子交流时，你向他传递了多少恐惧？为什么你觉得有必要这么做？

7. 有什么能够帮助你减少恐惧？如果你见证了孩子逐渐发展并展现出为自己生活负责的能力，你是否会对他们更有信心从而不那么恐惧？

8. 你是否觉得孩子最终能够像你一样强大？

**B. 行动**

1. 思考你可以如何帮助他人（如你的孩子），发现自己人生的目标，挖掘自身潜力并实现自己的目标。

2. 鼓励孩子表达自己的愿望，而不是把自己的愿望强加于人。（提示：询问但不要替他回答问题。）

3. 你是否能够不进行任何干预，让你的孩子尝试，失败，再尝试？

4. 现在你能允许自己孩子做的最独立的事情是什么？未来两年呢？五年呢？十年呢？或者更长时间呢？

5. 你会以什么方式向孩子表达爱，请至少列举出三种方式。你是如何表达自己对孩子的信心的？这两种表达是相互强化还是相互排斥？

6. 你如何向孩子表达你对他的尊重？

7. 你如何处理孩子不擅长的东西，是会为他完成他觉得困难的事情，还是让他先自己挣扎，然后鼓励他继续尝试？

8. 你是否能够告诉自己："孩子的人生属于他自己，而不属于我。"

## 第十三章　克服成瘾

人们克服成瘾不仅仅是依靠思考与面对成瘾对象，更多是依靠努力改善自己生活的方方面面。

这样的过程通常涉及以下十个步骤：

- ◆ 意识到成瘾并非一种终身疾病。
- ◆ 发展获取人生馈赠的技巧。
- ◆ 解决情绪问题，减少焦虑、抑郁和恐惧。
- ◆ 利用已有的个人优势。
- ◆ 进一步发展技能和挖掘生命资源，例如建立家庭、参加工作、提升地位与巩固安全感。
- ◆ 更多地投入人际关系，小到亲密关系，大到社区网络。
- ◆ 寻找生活中的积极选择。
- ◆ 逐渐成熟，不再只自私地关注自己的需要。
- ◆ 获得对自己生活的掌控感——自我效能感。
- ◆ 保护自己生活的目标与价值，这能帮助人们预防与战胜成瘾。

## 你的世界

### A. 反思

1. 在生活的哪些领域，你能够有掌控感或自控能力？

2. 在哪些方面，你的自控能力最差？

3. 对你来说，这种自控能力的强弱排序是否一直如此？什么时候它们会出现不同？

4. 你是否觉得自己是一个值得依靠的人？为什么？

5. 你是否觉得自己在朋友、家人、同事，以及社区成员面前是一个成熟的人？

### B. 行动

1. 你是否可以尝试将一个领域的自控能力拓展到另一个领域？

2. 要想成为一个负责任的人，你觉得自己哪方面需要提高？

3. 你该如何展现更成熟的自己？面对哪些人的时候你觉得自己最需要表现得成熟？在生活的哪些领域你觉得自己最需要展现出成熟的自己，而这能给自己带来益处？

4. 描述你曾经表现得最成熟和最负责任的时刻，这样的成熟是不是你真实的表现？这种真实能够成为你自己存在的核心。

5. 你是否乐观地看待自己和生活的世界？你可以做些什么以帮助自己获得乐观与安全感？

## 第十四章　结论：美国人的错觉

从某种程度上来说，本书的所有内容都是常识，目的在于帮助人们面对自己的存在，拥抱你习得且热爱的生命价值。没有哪一种神奇的方法能够一下子治愈你的成瘾，丰富你的人生。唯一的方法就是真实地实现自己的目标，成为你想要成为的自己。如果你能真实地做到这些，其他一切就会自然发生。

当然，这一切并不容易，不要被外在的声音诱惑而走错方向，没有任何人能够一直帮你解决问题，你必须依靠自己成为一个有价值的人。

想要寻求这样神奇的解决方法，其实正是成瘾问题的核心。

**最后的问题：**

◆ 对你和孩子来说，为什么寻找神奇的解决方法如此有吸引力，但实际上这样的方法本身就具有成瘾性。

◆ 举例说明你曾在什么时候寻找过或接受过这种神奇的解决

方法。

- 你看到其他人曾经接受过什么样的神奇的解决方法。
- 想象或描述在自己的文化中存在着什么样的神奇的解决方法。
- 列出你听到过的人们对自己成瘾行为的解释，可能你自己也对成瘾行为有着类似的想法，请尝试分析这种想法的缺点，以及可能带来的负面影响。
- 你是否相信，你还有你的孩子，最终有能力决定自己到底成为什么样的人？
- 什么样的技巧、学习和经历会让你和你的孩子有能力做到这一点？
- 什么样的支持和帮助能够让你有能力充分理解自己，并为自己作出最好的决定？

我们为你与孩子的人生送上最美好的祝愿。

附录 B：防止孩子成瘾的父母指导手册 [①]

作者：纪子·马蒂内（Noriko Martinez），扎克·罗兹（Zach Rhoads），

斯坦顿·皮尔（Stanton Peele，PhD，J.D.）

父母和孩子努力尝试理解并控制所有成瘾问题潜在的破坏性影响。然而，成瘾并不是一种孤立的存在，它与我们的生活紧密交织在一起。尽管对于成瘾并没有一种一劳永逸的神奇解决方案，但我们可以避免、控制并摆脱它。父母可以帮助孩子去探索属于他们自己的人生，同时在发展过程中指引他们成长。这样，孩子就能充分领略丰富人生的各个方面。

如此，孩子们就有可能完全避免掉落到成瘾的陷阱之中，或者摆脱目前的成瘾状态。理解成瘾的真正内涵可以给予父母一个框架，并帮助他们理解到底需要做些什么来更好地帮助自己的孩子。

## 1. 全面防止孩子陷入成瘾的第一步是，理解孩子所处的现状。孩子到底在经历什么？

### A. 反思：孩子的世界

当孩子还小的时候，父母时时刻刻都在他们身边。父母用讲故事的

---

① 这本手册是与纪子·马蒂内博士共同开发的，马蒂内博士是一位儿童和家庭治疗师，洛约拉大学的讲师，也是三个孩子的家长。

方式让孩子认识整个世界，理解身边发生的事情。当一只狗经过，一个小孩大叫："狗！"父母接着说："你看，这是一只大黄狗！你看它毛茸茸的尾巴！"在这之后，当孩子和父母说起："我看到过一只狗。"父母就会继续补充："对，我们一起散步的时候看到过，并且是一只大黄狗，它还有毛茸茸的尾巴，记得吗？"父母用这样的方式向孩子示范如何讲故事，也帮助孩子加强这方面的能力（根据他们不同的发展阶段）。

父母与孩子共同建构故事，帮助孩子决定什么是重要的，什么是不重要的，怎样的情绪是合乎情理的。"我们看到那只狗，它太可爱了，它还会舔我们的鼻子，我们哈哈大笑"，或者"我们看到那只狗，它太吓人了！我们都担心它会咬你"。这些父母与孩子共同建构的故事，会帮助孩子形成对下一次遇到相似事物的看法。

随着孩子渐渐长大，他们也会形成自己的世界，而这个世界与父母的世界越来越不同，父母需要做些功课才能紧跟孩子的世界，帮助他们发展出属于自己的故事。即便是青少年，如果父母愿意关注这些孩子周围的世界，帮助他们发展出自己的故事，那么这会非常有帮助。因为父母对事物的关注，也在告诉孩子什么是值得关注的；父母理解事物的方式也在帮助孩子理解，什么是重要的，为什么它是重要的，以及是什么让它如此重要。

附录 B 的目的在于帮助父母澄清，他们是如何向孩子或自己讲述孩子的生命故事。对孩子来说，什么是重要的？在这个人生阶段，你的孩子将走向何方？同时，父母需要去理解孩子自己的生命故事。孩子的世界观是怎样的？孩子眼中自己的生命故事与父母的看法一致吗？

对孩子来说，他们的人生目标是全面发展成一个坚强而独立的个体。以下问题可以帮助父母探索这个过程，这样父母就可以帮助孩子在面对挫折的时候建立抗逆力。以下是一些孩子生命故事中的关键元素。

### 你的孩子将要面对多少挫折

没有挫折的人生，应该物资充裕，居所稳定，不愁吃穿，不愁看病，没有重大变故比如搬家、离婚、生离死别，不曾经历飓风、车祸或重大疾病等灾难，也没有与家人、朋友的争吵和不愉快。换句话说，没有挫折的人生不可能存在。因此，对孩子来说问题就在于，他们以何种方式平衡生命中发生的好事与坏事。我们需要关注这些挫折，而孩子也需要试着学会理解挫折。

### 在生活中，你的孩子有哪些压力和期待

在不同的文化、时代背景和地域，孩子需要面对的期待与要求是不同的。他们需要为家庭作出不同的贡献，保持成绩，符合社会或宗教的不同期待，在学术以及其他领域取得成功。举例来说，你的孩子需要早起照看宠物吗？你期望孩子成绩优异，并进入一所有竞争力的大学吗？孩子需要照看自己的弟弟妹妹吗？

### 在孩子当下的发展阶段中，他们将遭遇怎样的发展挑战

建构孩子的故事，需要你能清楚意识到孩子所处的人生阶段。每个发展阶段都有独特的挑战，你需要清楚孩子现阶段的发展任务。有时候，很多父母会忽略孩子真实的能力，对孩子有着过高或过低的期待与要求。以下是一张有关发展阶段的表格，你可以结合不同领域有所思考。例如，孩子在学骑自行车吗？在换牙吗？已经在学习如何穿衣打扮才不被笑话吗？青春期是不是也有烦恼？

| 阶　段 | 发展任务 | 有哪些表现 | 父母扮演的角色 |
|---|---|---|---|
| 婴儿期 | 相信自己的需求会得到满足；与他人接触 | 通过哭闹向外界表达自己的开心或不开心；警觉地观察环境后，进入长时间的睡眠状态 | 尽快满足孩子的所有需求；如果不能满足孩子的需求，也要试着安抚；与孩子互动，或者陪伴他一起与外部世界互动 |
| 学步期 | 掌控感；学习决策；学着觉察自己的需求 | 很有自己的主意，但主意变化很快；即使同意，也会坚决说"不"；稍许不满意，也会有很大的反应 | 尽量少说"不"；提供更多安全的、可控的机会；让孩子自主选择，但需要让他承担责任和后果 |
| 儿童期 | 学习做各种各样的事情；掌握这个世界的规则 | "教你"很多东西；有融入集体的强烈愿望并遵守规则；要求公平，期待和别人一致 | 表现出尊重，在孩子展现知识和能力的时候表现出赞赏；给予鼓励 |
| 青春早期 | 尝试进入青春期 | 尝试典型的青春期行为；有时表现得像个小孩子，有时表现得像个小大人 | 在父母的指导下，给予孩子尝试承担责任的机会，例如，一起去看电影的时候，坐得比较远，或者父母去另一个厅；把孩子当作小孩子还是大人对待，你需要视情况而定 |
| 青少年期 | 表现得像个成年人 | 质疑规则与权威；可能突然对权威的方式很鄙夷；寻找不同的身份认同 | 给予孩子充分的自由，孩子可以和父母不一样，也允许孩子和之前不一样；保护孩子不受伤害 |
| 成年早期 | 独立 | 尝试自我独立，过有意义的人生 | 显示出父母对孩子是有信心的，他们可以过好自己的人生 |
| 成年期 | 希望成为父母尊敬的那类人；理解人生的意义 | 目睹父母的衰老；想办法回馈社会 | 示范衰老的过程；允许孩子用自己的方式影响父母的决定 |

### 在未来几年，你认为孩子会遇到什么挑战

一直以来，父母都在孩子的心中埋下未来的种子，帮助他们在遇到挫折与挑战之前建构属于自己的生命故事。比如，在孩子还穿着纸尿裤的时候，父母就开始讨论如果哪天不穿纸尿裤了孩子的生活会有什么不同。这其实就是父母帮助年幼的孩子想象美好未来的例子。在接受如厕训练之前，父母会给孩子提供一些工具来帮助他们理解，但同时父母已经开始向孩子讲述当他不需要这些工具时的生活。和孩子沟通时，父母就要仔细思量孩子将经历什么，并注意自己在孩子的心中埋下了什么样的种子。

即将进入青春期之前的阶段尤为重要，因为这个发展阶段的青少年需要和父母分离并获得独立。作为父母，你需要提前与孩子一起构建未来的故事。比如，告诉孩子如果遭遇突发事件，你会一直陪在他的身边；告诉孩子做了错事和"你就是个坏人"是两码事，因为就算孩子已经有了属于自己的独立空间，不良的自我形象依然会影响着他们。

### 面对错误，你的孩子会有什么样的反应

如果孩子的成长与发展过程是平衡的，他们就会慢慢意识到，只要有意识地去作出选择，成长过程中的错误总是在所难免的。当我们有所行动时，有些出乎我们意料的事情就会发生；当我们目睹了这些结果，就可以从错误中吸取教训——这样的循环贯穿人的一生。

作为一个成年人，你很清楚地知道其实错误是在为成长创造机会。你在把这个想法灌输给孩子的时候，可以让他们试着接受错误是他们人生的一部分。最重要的是，你要教会他们从不同的视角来看待失败，

他们最大的失败可能也是他们最大的成功。

在采访社会心理学家卡罗尔·塔弗里斯（Carol Tavris）{她和艾略特·阿伦森（Elliot Aronson）合著了《犯错（不过不是我！）》[ *Mistakes Were Made ( but not by me！)* ] }的过程中，扎克询问父母该如何帮助孩子面对错误，她是这样回应的：

> 对孩子来说，最重要的功课是要认识到，在学习的过程中，失败是必经之路。每个人都会经历失败，做事情不会一次就成功，每个人都会经历笨拙的过程，对有些事情感到不理解是正常的。我们不应该只描绘那些聪明小孩轻松搞定的故事，那些复杂的数学题目我们解不出来是很正常的。我们达不成目标也是很正常的。
>
> 我们肯定会经历失败。我、们、肯、定、会、经、历、失、败。但这并不意味着我们是愚蠢的，也不意味着我们会一直失败下去，更不意味着我们自身存在问题。
>
> 德韦克开展过一个非常重要的研究，研究结果显示，如果孩子认为犯错误意味着愚蠢，那么会倾向于在犯错之后放弃，因为他们认为"我就是"那个错误，而那些认为错误不过是学习过程中的一部分，并将成功归因于自身努力的孩子会倾向于继续尝试。就像研究中一个孩子所说的，"错误是我们的朋友"。
>
> 德韦克与其他研究者都发现，如果父母因为孩子的努力而表扬孩子，比如"雅尼娜，你在那个项目中很努力，你看现在出成果了"而不是表扬孩子"你真聪明"，比如"雅尼娜，你很有艺术细胞"，这样就会帮助孩子接受必要的错误和失败，从而获得成长和进步。

我们最需要给孩子传递这样的态度。尽管在我们的文化中，一直鼓励人们做自己想做的事情，但实际上，我们都潜在认同了我们天生愚笨或天生聪慧。没有什么比这更打击人了。

当孩子们认识到即使是最优秀的人也会犯错，也会作出错误的决定，他们就更容易区分错误与自我身份认同。一种关于自己的人生故事是"我搞砸了，我是个糟糕的人"，另一种则是"我是个很棒的人，很有能力，但我也会做出不那么好的事情，也会伤害到别人，但这并不影响我成为一个好人。只是我的行为伤害到了别人，而我可以弥补，可以下次改进"。这样，他们就可以把犯错与自我能力区分开来，并且相信自己是有能力改进的。

治疗成瘾需要迎接变化，同时经历并应对改变带来的不确定性与困难，而这正好与成瘾的确定性相反。做到以上这一点，你就可以坦然前行，面对整个世界，并且相信自己有能力应对命运给予你的挑战。

### 在孩子这个年纪，健康或成功意味着什么

没有哪个人从一开始就知道自己人生的结局，孩子也不是一开始就是成人的模样。因此，让孩子努力奋斗很重要。如何才能知道孩子在对的轨道上呢？"做对的事情"这个议题肯定需要考虑到孩子实际的发展阶段。与此同时，千万要记住在某个阶段失败了有时候只是为了让你为下一阶段更大的成功作好准备。12岁的你希望社交更活跃，这可能促使你成为某个行业的专家、诗人、艺术家或软件工程师，7岁的孩子可能无法遵守所有的规则，但在25岁的时候可以维持很好的道德边界感。实际上，在任何一个有挑战性的特质与行为背后，你都

可以找到一颗闪光的种子来帮助孩子发展。

## B. 行动：孩子的世界
### 留意，命名，设定边界，回应

对现实世界的一致理解、准确命名、设立边界与回应都能够帮助到你的孩子。

如果你真的花了心思去思考孩子面对的现实世界，你就可以让这些思考转化为孩子的生命故事。要想讲好你眼中孩子的生命故事，你就必须尽可能地从孩子的角度思考问题。作为成年人，我们的世界很大，而孩子的世界很小。对孩子来说，他们对自己生活之外的很多事情带来的影响了解得非常有限。当父母离婚时，孩子往往不能理解爸爸妈妈为什么会分开，担心自己的生活会有所不同，不知道自己可以和谁说这件事，等等。孩子的生命故事必须从孩子的视角来建构。

你必须保持诚实，同时用孩子理解的语言简洁明了地与他们交流。你不需要用细节来填充你的故事，但故事中需要包含孩子世界的真相。不要低估孩子解决问题的能力。实际上，通过与孩子交流，你教会了孩子解决问题的方式。如果你很冷静，并允诺孩子你将和他一起解决问题，那么孩子自然而然也会冷静并且有信心解决问题。这样，你们就建构了共同解决难题，以及在未来孩子如何应对人生道路上不可预知的难题的生命故事（这样的难题必然数不胜数）。

亲子之间可以共同建构的生命故事，必定是清晰而理性的，其中包含了真实的挑战，以及战胜挑战的希望，同时体现了对整个家庭来说重要的价值观。

举例：一名男性的母亲得了阿尔茨海默综合征，已经完全认不出身为儿子的自己，他感到非常沮丧。他 8 岁的女儿看到父亲回到家闷闷不乐，也敏锐地察觉到了他的情绪，就问父亲到底发生了什么。很多父母会试着隐瞒关于衰老与疾病的事情，而这位父亲却是这样说的：

父亲：嗯，我的母亲得了脑部疾病，已经非常严重了。

女儿：她会死吗？（通常孩子会直截了当，而你也最好直截了当。）

父亲：在某个时间，她肯定会死，但目前这段时间不会。

女儿：我母亲也会得这样的脑部疾病吗？（只要谈到死亡，孩子通常会很担心父母和自己会死，而这个时候，你最好也能诚实回答。）

父亲：可能有一天她也会。不过大多数人都是在比较老的时候才会得这样的脑部疾病。你也会变老，可能也会得这样的脑部疾病，但那是很久之后的事情了。

女儿：这听起来很恐怖。

父亲：是的，也很悲伤。（你可能会开始流泪，但这是完全没问题的，因为这是面对很悲伤的事情时人类真实的情感流露。）

你不需要对孩子隐瞒真相。只要你可以清晰而真实地和孩子讨论，你的孩子就可以带着安全感来理解并处理任何情况。因此，对你来说，要先把自己的故事想清楚，这样当孩子提问的时候，你就可以讲得很清楚。当父母意识到自己不需要建构那些精致完美的故事而只需要保持真实时，他们也松了一口气。呈现真实，比拐弯抹角地粉饰要简单得多。如果父母冷静而理性，孩子就不会因外界冲击性的信息而受创，大多数时候，孩子也会找到自己的理解方式，甚至父母也可以从中获益。

## 2. 识别你的孩子接受了哪些关于成瘾的教育

### A. 反思：在孩子的世界中，成瘾扮演了什么角色

孩子与任何情绪相关药物的终身关系至少部分受到家庭与药物关系的影响。这一部分内容的目的在于，帮助你理解那些流传在社区与家庭中的故事将教会孩子物质滥用或成瘾行为究竟意味着什么：在什么年龄使用这些物质是合适的？这样的行为有多危险？人们为什么这么做？这么做的人身上都发生过什么事情？成瘾意味着什么？成瘾之后发生了什么？

面对不同的成瘾物质或活动，上述问题会有什么不同的答案？关于这些成瘾物质和活动的故事又会有何不同？比如，面对酒精时，你的答案是怎样的？海洛因呢？赌博呢？电子游戏呢？这些问题看起来有什么不同？对此，你可能给出了或相似，或不同的答案，这些答案实际上正是你希望告诉孩子的关于成瘾的故事，而在这些故事的基础上，孩子们发展出了属于自己的对这些成瘾物质或活动的看法。

然而，在我们文化中大部分故事都具有误导性，并导致了更多对物质滥用的糟糕反应——我们已经在本书充分展示了这一点。你对成瘾的观点可能和主流文化的观点不一致，但无论怎样，你的孩子都会结合这些观点然后形成属于自己的有关成瘾的故事。你可

以帮助孩子把这些不同的甚至截然相反的观点融入他们自己的故事中。

**在你的人生中，有多少人曾经使用药物但目前没有出现成瘾问题**

这个问题是让你回顾一下你是否认识一些曾经使用药物但并未成瘾的人。如果你从未遇到过这样的人，那么你关于药物滥用或成瘾的故事可能会令人感到惊恐，而且对你来说使用药物的方式似乎也十分有限。例如，一个孩子或者成人如何看待那些在做完膝关节手术或其他手术之后服用止痛药的人。请记住，大多数人都以负责任的态度使用药物，且从未对药物成瘾。那些药物滥用者中的大部分人都在发展成熟的过程中告别了自己的成瘾问题。

注意，成瘾的对象并不仅限于药物，这一事实对发展中的儿童来说尤其重要（我们将在后面讨论）。

**在你所在的区域，和你孩子处于同一年龄段的儿童是否有常见的成瘾问题**

除了药物和酒精成瘾，你还可以考虑电子游戏成瘾和节食行为，越详细越好（例如，多玩家在线电子游戏或电子烟）。有一些物质或活动可能是孩子们一直讨论的话题，而成年人可能会试图限制这样的行为。一旦这些行为被定性为有成瘾风险，就会出现很多关于成瘾之后的悲惨结局的警示故事。每种文化都有这些关于成瘾的恐惧，你可以和孩子一起去探索，并帮助孩子区分哪些是谣言，哪些是真相，这样一来，你就可以专注于那些能够影响孩子的事情。

### 那些以非成瘾的方式使用特定物质（或活动）的人都是怎么做的

就像本书试图澄清的，物质和活动本身不是成瘾行为的核心。有一些物质虽然看上去非常"正常"或"健康"，但依然会带来问题，例如对食物的成瘾。我们身边有太多的例子（可能比以前少一些）展现了正常与健康的进食行为，即便如此，每一个孩子都需要理解什么是健康的非成瘾性的进食行为。

此外，我们很少听闻正常地、健康地使用止痛药的例子。实际上，几乎每一个人都使用过止痛药，因此我们需要以积极的方式来对待止痛药。了解如何积极且恰当地使用止痛药，也是了解如何与药物建立积极联结的一部分。对这些物质和活动来说，你需要和它们建立一种健康的关系。

### 关于特定物质（或活动）的故事是怎样的

有很多关于物质成瘾的故事，它们往往都很雷同。你可能听说过大麻导致人健忘、放松、容易饥饿，并且它是一种会诱使人们陷入更严重药物成瘾的入门毒品，但也有人说大麻是一种神奇的药物，可以治疗很多疾病并且不会上瘾。还有一种说法认为，如果给予孩子足够的自由，让他们自己决定花多长时间在电子游戏上，那么他们可能会没日没夜地玩暴力游戏，并因此引发暴力行为。但是，也有人说，电子游戏只是一种新的社交工具，会让人变得更敏锐，反应速度更快。

在这些事情上你的观点是什么？

你的家庭是如何看待成瘾者的？你们认为人的天性对成瘾的影响有多大，个体的努力或外在环境对成瘾的影响又有多大？

本书第十二章以及扎克和塔弗里斯的访谈中都曾提到德韦克的成长心态理论，她的研究结果证明了人们可以通过努力让自己成长，迎来更好的人生结局。那些因个人努力而带来成长与改变的故事，会成为人们终身的强大动力，并激励人们不断成长与改变。

如果成瘾被理解为一个人不可改变的特质，那么这意味着成瘾被认为是不可避免且无法克服的。大多数人的观点都不会这么极端，最重要的是，人们需要了解自身家庭对成瘾的看法中的细微差异，是乐观地相信个体拥有改变自己的能力，还是悲观地认定人们对成瘾无可奈何。你可以强调人们生命故事中支持成长心态理论的那个部分。


你是否有家人曾遇到过成瘾问题？你的家庭是如何看待这个问题的？你的家庭又是如何看待这个人的？

有时候，那些关于物质滥用的可怕故事可能会引发一些物质使用方面的问题。我们的目标是厘清故事中可能有哪些部分向孩子传递了恐惧与无助感。

重新思考一下你们家庭的成瘾故事，然后从孩子的角度来识别故事中有哪些片段存在警示性，比如将物质成瘾者描绘成坏人或者无可救药的人，将使用物质的整个过程描述得格外可怕且不可避免。尽量避免说以下的话，"你祖母酗酒给她的生活造成了很多困难，所以我们一家子都有酗酒的风险"。尽量尝试这样说，"让我们来看看为什么喝酒让祖母这么痛苦，她却依然选择喝酒"。

## B. 行动：挑战你自己的思维方式

作为父母，我们的本能是保护孩子免遭伤害。有时候，我们也知道自己的恐惧是不合理的，但屈服于恐惧远比让自己冷静下来容易得多。虽然我们可能知道陌生人拐骗比较少见，但依然会尽我们所能来防范。我们常常为自己想象中的故事而感到万分焦虑，其中有些故事弊大于利，甚至有时候想着想着这些想象就成真了。

如果你觉得有必要，你仍然可以选择曾经使用过的故事，但你需要时不时确认一下这些故事是不是还站得住脚。通过阅读本书，你可能已经发现了那些影响成瘾者故事的真相，实际上它们就是美国主流文化塑造的故事，而你可以选择不受它们的影响。我们不会告诉你应该如何讲述关于成瘾的故事，但我们建议不要使用 DARE[①] 项目和媒体宣传的禁酒故事，而应该以自己的切身体验（比如使用止痛药）来和孩子沟通。

### 电影：《致命的啤酒》

《致命的啤酒》（ *The Fatal Glass of Beer* ）是一部有关禁酒的电影，主要讲述了一个乡村青年在尝了第一口酒之后，堕落到社会最底层的故事。伊丽莎白·沃伦（Elizabeth Warren）宣布竞选总统之后，新年夜她在厨房开通 Instagram 直播："等等，我要给自己倒杯啤酒了。"说着她就走出镜头给自己拿了一瓶啤酒，回到镜头前把它打开后直接对着瓶口喝了起来。她的丈夫温情地搂着她

---

① DARE（Drug Abuse Resistance Education），药物滥用预防教育项目。——译者注

说："享受你的啤酒吧！"

沃伦已经 69 岁了，她从小在俄克拉荷马州的乡下长大，之后成为哈佛法学院的教授，现在是美国的参议员，我们可以假设啤酒是她生活中日常且愉快的一部分。这个直播的很多观看者也有类似的体验，很多人都对此习以为常，这其实正是物质使用的正面案例，她用自己的行动示范给她的孩子和上百万的观众看，我们应该如何使用物质。[①]

## 你认为什么是个人无法改变的

如果想要改变，那么你首先就得相信改变是可能发生的。尽管有些改变的确不可能发生（比如，我永远也不可能再长高了，我不可能会有翅膀，等等），但有时候我们太快选择放弃改变，这反而限制了我们自己和孩子的成长。有时候，当我们为渺茫的可能性而奋斗时，我们往往会超出自己的预期。尝试去寻找那些以令你意想不到的方式改变自己的人。

## 你是否总隐隐担心孩子可能会出现成瘾问题

无论你自己有什么看法，我们的社会普遍认为成瘾是一种无法控制的问题，并总是对此心惊胆战，作为父母，你很难不因此而感到恐惧。因此，我们会用那些药物成瘾的故事来恐吓自己的孩子或让他们感到害怕，甚至有时候我们完全回避这个问题，孩子只能依靠自己听到的一切来理解成瘾。通常，信息的来源是其他孩子，而且这些信息往往存在很多问题。与此同时，孩子们还从媒体和类似于 DARE 的项目中获取了很多信息。如果你准备和自己的孩子讨论成瘾问题，那

---

① https：//m.youtube.com/watch?v=sWehvtOL_VI

么你需要先面对自己的恐惧。本书中的很多故事能够帮助人们降低恐惧水平，并能够以更客观的方式面对成瘾。

**发展你自己的故事：你希望能够引导孩子接触什么样的物质或活动？（假设他们肯定会在生命的某一时刻被人引导接触这些物质或活动，而你宁愿这是在你的监督下发生的。）**

在阅读本书的时候，可能你已经了解到很多关于物质使用的故事存在谬误，有时候甚至会对人造成不良影响。身为父母，你的职责就是准备好关于药物和成瘾的故事，并自信地将这些故事传递给你的孩子。一个健康的成瘾故事应该是诚实且不引发恐惧的。诱发人们成瘾的物质或活动并非不可言说、无法打败的妖魔鬼怪。它们并不是神秘莫测的怪物，不会像海妖诱惑水手自寻死路一样让我们弥足深陷。人们可能会对很多东西成瘾，但那些东西本身并不一定会致瘾。

你又该怎样向孩子解释这一点？考虑所有可能会被问到的东西：酒精、烟草、大麻、赌博、手机、食物、性和人际关系。你可以用什么样的方式和孩子开诚布公地开展一场符合他年龄的对话？将你想讨论的物质和活动列一张清单，聚焦于你认为最紧迫的议题。（可以回顾"你所在的区域，和你孩子处于同一年龄段的儿童是否有常见的成瘾问题？"这一问题你的答案。）

## 3. 培养保护因素

### A. 反思：人生经历

如第三章所述，那些有着充实和丰富人生的人很少会出现成瘾问题。当你能够强化生命前进之路，成瘾就很难在你的人生中生根发芽有任何立足之地。在这一部分，我们的目标是帮助你更清楚地了解，对你的家庭来说，什么才是充实、丰富的人生。和前面要求你思考的所有内容一样，每个家庭都有属于自己的不同答案。在一个家庭中，充实的人生意味着有一份稳定的工作和属于自己的家；在另一个家庭中，充实的人生可能意味着对宗教信仰的虔诚。此外，充实的人生还可能意味着寻找并追随自己的热情。最终，尽管一个人自己的看法决定了他是否会对自己的生活感到满意，但他的看法往往在很大程度上会受到家庭与朋友的影响。你孩子的想法来源于你、朋友、教师、亲戚和社区里的人。如果你能够决定自己的行为，那么你的孩子也能够自己作出人生的选择。

这和完全依靠惩罚来控制孩子的行为截然不同。的确，规则和承担后果在家庭中很重要，它们是防止孩子出现严重问题的保护伞，同时允许保护因子继续成长，在孩子学会基于自身价值观进行选择之前，它们能够确保孩子是安全的。但是，规则和承担后果无法教会孩子思考并作出选择。

请注意，父母的行为远比他们的言语更能影响孩子——尽管作为父母，你应该试着保持言行一致。如果你希望孩子以符合你们价值观的方式过有意义的人生，那么你需要将这些积极的价值观融入自己的行动与语言。这意味着，当孩子提出关于你与你人生的问题时，你能够以简单明了的方式回答孩子，并且解释自己行为背后的原因。和孩子一起讨论和思考这些问题是很有帮助的。将这些落笔写在纸上可以帮助你更聚焦于为自己和孩子建立一个有意义的人生，同时可以帮助你组织好自己的语言，需要教育孩子时可以脱口而出。

这不意味着你必须拥有所有问题的答案，只要你愿意开放地和孩子一起思考并探讨这些问题的答案就已经足够了。帮助孩子成长的并不是具体的知识，而是饱含期待并兴奋地面对全新体验背后的未知和挑战。你的孩子问你一个问题，有时候你只能回答"我不知道"。这很正常。当能够和父母一起以健康的方式尊重这种不确定感时，孩子就可以茁壮成长。对不确定感的尊重意味着对新奇体验的享受、对学习新事物的自信，以及正念，或活在当下。

### 正念，或活在当下

- ◆ 人们需要放开自我，这样才能体验到新奇事物和体验带来的乐趣，人们需要活在当下并觉察周围的环境。

- ◆ 有能力接纳不确定性，留意让日常活动变得有趣或不那么无聊的新事物。

- ◆ 孩子们注意到的东西越多，他们就越能够投入、探索和理解周围的一切，这也让他们更能活在当下。

- ◆ 当孩子们能活在当下并与世界产生联结时，他们必然会作出让自己更健康和快乐的选择。

追求目标是健康生活的基础。积极的追求和成长心态能让孩子意识到变化无处不在，负性的体验或行为特质不会永恒不变。这样的心态永远是战胜成瘾的力量。

### 你重视的东西是什么

以下清单包括了很多事物、活动和目标。你会在意哪些东西？你怎么知道自己是一个好人，拥有好的生活？看看你是否能透过这些外

在事物、活动和目标，找到其背后一致的价值观。可能你会作出一些
艰难的选择：自律地生活、照顾身边的人、在所有的事情上都竭尽全
力、提倡和平与善良，或者活在当下。你可能会发现很多价值观是自
己内心的呼唤。你需要知道自己的行为是否符合自己内心的价值观，
然后才能了解该如何使用自己的价值观，以及教会你的孩子如何使用
他们的价值观。

请回顾"预防成瘾的十二个价值观"清单（第十一章），让这些价
值观引导你的思考，帮助你找到自己的价值观。

- ◆ 目标
- ◆ 成就感
- ◆ 自我关照（自尊自爱）
- ◆ 关照他人（共情 / 同情心）
- ◆ 责任心
- ◆ 觉察 / 正念
- ◆ 冒险
- ◆ 愉快与乐趣
- ◆ 对社会、政治与宗教的责任感
- ◆ 经济能力
- ◆ 效能感、才能与赋能
- ◆ 成熟

**你的孩子是否曾经看到你全情投入让你感到有成就感的事情**

就像本书所说，战胜成瘾的关键就是去追求有意义的生活。你是
否确定自己正在遵照内心的价值观生活，并在追求对你来说有意义的

生活？可能你的工作是有意义并带来成就感的，你的孩子知道这一点吗？或者对你来说很重要的是你是一个值得交往的朋友，你付出时间与他人联结。

回答以下问题来确认你是否正在做对自己有意义的事情，这些事情都有什么价值，还有你的孩子到底有多了解这个过程。

◆ 你的家庭有什么能够一起做的有意义的事情？

◆ 你是如何与他人以及自己的社区有所联结的？

◆ 你认为什么是美好的人生？

◆ 你感觉自己现在的人生是否美好？

◆ 在孩子眼中，你是如何活出自己的价值的？

### B. 行动

找到让你的孩子感到有成就感、掌控感或者被需要的领域。以不埋没他们能力的方式，鼓励或支持孩子在这些领域的发展。

如第四章所述，孩子们想要可预测性，想要感到自己能够影响所处的世界。如果他们只能通过发脾气和被惩罚来获得可预测性，他们就一定会以这样的负性方式来回应一切。从另一方面来说，如果他们感到自己在这个世界上是有价值的（在前文若干练习的基础上），他们就可以从父母眼中看到自己的价值，从而不需要再去寻找负性关注。就像成人找到并追求生活的意义，父母需要支持孩子参与有意义的活动。

◆ 有什么活动是你的孩子独立完成的？

◆ 你的孩子有什么样的机会可以作出有意义的选择？

◆ 你可以在哪些方面为孩子提供更多的选择？

想一想你找到的存在或可能存在的资源。如果你的孩子已经投入到一些活动中，那么父母需要注意这些活动的特点，并了解这些活动是否可能增强孩子的目标感和掌控感。如果你的孩子还没有投入到任何活动中，那么你可以思考做些什么以支持孩子投入到一项恰当且合理的活动中。

### 发展情绪词汇

当孩子逐渐成熟的时候，他们需要面对的挑战之一就是情绪。是什么诱发了情绪？情绪究竟是怎么一回事儿？应该如何表达情绪？一个人应该以什么方式去回应情绪？这些都是孩子们需要学会的东西，这项学习耗时耗力。你认为什么是重要的，好人究竟是什么样的，美好的生活是什么样的，你的价值观是情绪学习过程的基础。父母的职责之一就是帮助孩子获取理解这些东西的工具。

关于情绪有太多值得教的东西了。以下建议按情绪强度从弱到强进行了排序：讨论电影或书籍中的人、事、物，在情绪变得过于激动的时候现场处理情绪，在一个人（你或者你的孩子）很激动的时候处理情绪，在两人都很激动的时候处理情绪。

#### 情绪教育和情绪学习的原则

1. 建立安全感。如果人们都感到冷静，并且可以和他人产生联结，他们就已经完成了第一步。当人们情绪变得激动，难以互相聆听时，首先要做的事情就是重新建立联结并安抚彼此。作为父母，如果你感到不安或生气，那么你可能需要给自己一点时间和空间去冷静下来。你应该大声说出自己的感受："我现在很不理性。我需要一点时间找回自己。给我五分钟让我冷静一下，然后我才能准备好和你一起解决这个问题。"如果你很冷静，但你的孩子很激动，你可以拥抱他，表达你的共情，你可以说："我很希望帮助到你，但你这么大声吼叫，让我很难提供帮助。"

2. 命名。为情绪命名就像给情绪贴上了一个可识别的标签，让我们能更容易理解自己的情绪。命名情绪的过程应该是一个共享的过程，目标是为情绪找到它的原因、感受和结果。拥有感受的个体成为这个命名标签是否准确的审判官。但作为父母，你需要尽可能地接纳孩子对你们双方情绪的解释。包含了原因、感受和结果的情绪命名例子可以是："天啊，你刚才从脚踏车上摔下来了，看上去太可怕了！我很高兴你过来拥抱了我！"这个情绪的原因是摔跤，感受是可怕，结果是过来寻求安慰和照顾。另一个例子是："你的表情让我感觉你很生气，是吗？发生什么了？"听到孩子解释后你说："哦，你的妹妹推了你，你感觉她是故意的，如果是这样我也会很生气！你后来选择了怎么做？"

3. 建立联结。无论有什么样的感受，你希望让孩子（和你自己）知道你们是同一战线的，可以一起找到解决问题的方法。这同时包括了安全感与命名。在上面的例子中，当父母说"这样我也会很生气"时，这就是一种联结的表达。这句话实际上就是在说："我看到了你和你正在体验的东西，我可以陪伴你一起感受这些体验。"

4. 知道该如何处理这样的感受。你们是否需要一起解决一个问题，或者想象下一步应该做些什么？还是上面这个例子，当父母发现孩子打了妹妹一拳之后，这里的目标就是解决这个问题。管理情绪是人们逐渐习得的技巧，人们需要有犯错并提高的机会。这样的过程能够让他们知道，错误意味着机会。父母可能会说："哦，打人往往会带来更多伤害和愤怒，你一定特别生气，才让你打了妹妹一拳，也许下次你生气的时候，我们可以一起想一些其他你可以做的事情。"

前面按照情绪强度列出了处理情绪的步骤，但当你处在激烈的情绪中时，你可能会发现自己在不同的步骤间反复来回跳跃。当你和孩子讨论某一部电影中的角色时（"那个角色太可悲了！你觉得是发生的这一切导致的吗？你认为他应该做些什么？"），你可以以更疏离的方式来帮助孩子学会管理自己的情绪。当两个人都很难过的时候，你可能需要回到安全感、命名和联结中。有时候，你的表达可能会让孩子感觉你没有理解他的感受，或者有时候孩子会让你觉得他没有理解你的感受！当情绪变得十分激动的时候，这意味着你需要回到前面的步骤。这样的过程让人们能够把错误看作机会，并意识到我们可以不断成长与改变。

## 4. 支持孩子的自然发展过程

目前，所有联结都是希望帮助你更了解孩子的世界和你自己的价值观。所有人都有着一个核心的需求，就是能够在这个世界上成为一个有能力的人，看到自己能够让一些事情发生。因为你对孩子来说很重要，所以他会希望和你一起让一些事情发生。你的孩子希望你能够给予回应，当然更希望你以积极的方式回应，或者至少以一种他能够预测的方式回应。

父母需要牢记一些关键的概念：动机、自控、选择、反馈和联结。当你想要支持孩子的发展时，你的目标应该是为他们提供机会，去发展他们对这些概念的认识。

### A. 反思：你的孩子究竟需要什么

有时候，孩子和你的控制感与权利争夺其实是他们努力尝试找到动机、自控、选择、奖赏和联结。回想最近你和孩子争吵的情形，然后尝试回忆尽可能多的细节。到底发生了什么？接着，马上又发生了什么？你作了什么回应？然后发生了什么？尝试站在孩子的立场上思考：孩子需要的动机、自控、选择、奖赏和联结出现在哪些地方？孩子的动力来源于何处？孩子是怎么看待自己的自控力的？孩子拥有什么选择？从现实角度来说，面对这样的情境，孩子觉得他有什么样的选择。避免从成人的角度来看什么是更好的选择，以及这个情境中存在什么更有意义的奖赏。请记住，任何可预测的回应（就算是发潮的薯片）都可能是一种奖赏。在这样的交流中孩子是如何体验你们之间的联结的？

### B. 行动：支持让他们感到更好的选择

发潮的薯片总比没有薯片好，但如果有脆薯片，孩子们还是会选择脆薯片的。当你了解了孩子在当下最需要的东西，你的工作就是帮助他找到可以满足需求的更具建设性的方法。如果这种方法让孩子可以获取你或其他成人的积极关注，这种选择让他感到更好，他就会选择这么做。但是，你的孩子将会需要在你的帮助下去了解和选择。一次性的体验并不够，实际上有时候你会发现自己的孩子看上去很想控制与操控一切。这是因为这种新的可能会让他感到很不确定，且无法预测。你的孩子会想："这是一个选择吗？还是一种错觉？"你的孩子可能会变得焦虑或者感觉到不舒服，不确定你的新回应方式是否值得信赖。所以你必须持续以不同的方式与他交流，尽管一开始会显得不太顺利。当你的孩子感到不堪重负、不安时，这种情况会再次出现，他会重新回到原来让他感到确定的情境中。只要你能够意识到这对孩子来说是一种获得可预测性与自控感的方式，你就会重新思考如何以其他方式满足这样的需求。

几个不同但存在相关的领域（如儿童临床工作领域、夫妻咨询领域等）逐渐发现了类似的研究结果，即在关系中积极交流与消极交流的黄金比例为 5∶1。这意味着对于每个消极交流，你需要用五个积极交流来让关系回到平衡。有一点很关键，你不需要完美。你会尽你所能为孩子提供好的选择和牢固的亲子关系，但有时候你肯定会犯错。这对所有父母，甚至所有人来说都是成长的机会。这让人们有机会去学习在关系中犯错并不可怕，你依然有机会去挽回。当你与他人产生冲突或在教育孩子中犯错时，你只需要努力寻找五个积极交流情境来平衡这段关系。

## 5. 发展孩子的故事

正如前文所述，你的孩子希望对你有影响。没有任何一件事情比影响另一个人更能给人带来主观能动性与效能感。但比这更有价值的，是你感觉能影响别人对你的观感。作为父母，你对孩子的看法对他来说可能是最重要的影响，所以你的孩子最希望影响你的观点。我们通常会纠结于我们对孩子的期待（"我的孩子想弹钢琴，我很肯定！"），或者我们对孩子的担忧（"我的孩子会像我一样学业糟糕"），而忘记真实的孩子究竟是什么样的。但是，我们依然可以帮助孩子们寻找自己人生的动人故事，让他们感觉自己被真正地理解了。

### A. 反思：你和孩子之间已经存在什么故事

你已经描述了很多关于孩子的故事。一个好的故事能够帮助和支持孩子的发展，故事存在于关系之中，反映了孩子的动机，赋予了孩子自控力，展现了他们的自主选择，澄清了过程中的奖赏。

#### 你为孩子贴上了什么标签

这样的标签除了临床诊断之外，还有有体育细胞的、善良的、容易注意力分散的、喜欢捣蛋的，等等。你认为这些标签在多大程度上反映了孩子的真实性格？你是否能够回忆起过去证实这些标签的例子？你是否能够记得孩子不符合这些标签，或者说表现得很好的例子？

#### 别人曾经给你贴过什么样的让你感到挫败并且不准确的标签

有什么标签是你觉得有益或者让你感到舒服的？为什么？这些有益的和令人挫败的标签之间有什么差异？它们的真实性又有多少？

现在，尝试思考你对以下两个问题的答案：你认为有什么标签是让你感到对孩子有益的？有什么标签是能够帮助孩子成长的？

## B. 行动：为孩子发展一个真实的故事

你会用什么词来形容你的孩子？至少想出十个，并且尽量用积极或中性的词。想一想第四章 DJ 的故事：扎克花了一些时间以另外一种视角来看待 DJ，聚焦于 DJ 真实的样子而非他犯下的错误。他发现了 DJ 身上独特的能力，并且利用这些能力帮助 DJ 与他的校园生活联结起来。花一些时间去思考陌生人眼中你的孩子可能是什么样的，还有一直以来你眼中孩子持续展现的特点。你的孩子有什么特别之处？孩子身上的独特之处是如何帮助到你的家庭的？这些独特之处又在哪些方面给孩子和身边的人造成了困难？尝试站在孩子的角度理解，为什么对他来说会如此困难。例如，把"她在家里总是坐不住"换成站在孩子的角度理解"我没法以我自己想要的方式活动"。什么样的环境可以让你帮助孩子解决面对的困难并挖掘自己的潜力？当这些环境出现改变时，孩子的故事会发生什么样的变化？

### 年轻人药物使用的真实情况

你和你的孩子会找到适合自己的成长方法，以及解决围绕药物和任何其他物质成瘾的问题。以下对我们本书所述主要内容的总结可能会对你有所帮助。

### 四个有关成瘾的真相：

◆ 没有人注定会成瘾。

◆ 早年娱乐性药物的使用可能会有不好甚至很糟糕的影响，但这样的行为并非等同于成瘾的终审判决书。

◆ 摆脱早年物质滥用问题的途径是尽可能地拥抱生活并寻找生活带来的回馈。

◆ 给孩子贴上成瘾者的标签于事无补，我们不应该这么做。

在药物使用上坚持完全戒瘾的文化理念，可能会让我们无法与最需要交流的年轻人建立联结。在这个药物无处不在的世界，一个更明智的问题，不应该是"我们该如何让孩子远离药物"，而应该是"我们该如何确保孩子的安全，让他们作好面对这个世界的准备"。

有些孩子会在未来接触到药物，对此我们不要恐慌。80%～90%的 12～17 岁孩子不会频繁使用药物，大多数孩子的药物使用行为不会导致负面影响。如果我们希望减少药物滥用问题，那么我们必须让孩子清楚地知道一般药物使用行为与由特定经历导致的负性药物使用行为，以及偶尔使用与频繁使用之间的巨大差异。

使用药物并不意味着成瘾，但当人们将自己的生活建立在药物使用（或其他很多问题）上，造成生活方方面面的不平衡时，他们就可能出现了成瘾问题。让孩子不成瘾的最好方式是与孩子合作，当他们进入不同的成长阶段时，就要允许孩子自己去探索。

我们需要理解，很多时候孩子的行为习惯是成长过程中合理的表现，具体可以从以下两个角度来考虑：

◆ 有哪些具体迹象表明孩子在生活中获得了成功？

◆ 又有哪些具体迹象表明孩子遇到了问题？

如果你确定自己的孩子有成瘾问题，那么你可能需要回到第十三章的克服成瘾的策略，以及附录 C 中我们在生命历程项目中使用的干预方法。

## 附录 C：生命历程项目 / 家庭项目

斯坦顿和扎克合作创立了生命历程项目（以下简称 LPP），它以价值观、目标、技能、人际关系、社区、意义、责任感、成熟为核心工作理念，是一个不同于 12 步疗法的在线成瘾治疗项目。LPP 为人们提供了一个除 12 步疗法与匿名戒瘾会之外的便捷治疗选择。

斯坦顿在过往工作的基础上发展了生命历程项目，这个项目已经在 CARF[①] 认证的某著名住院成瘾康复机构进行了运营与改进。现在，LPP 已经向全世界开放，人们可以完全以在线的形式参与。它通过视频、阅读材料、访客经验、反思提问和持续性写作的方式，帮助访客探索过去的选择和可施行的改变——一切都在在线指导者和视频咨询者的支持下进行。

### 项目的基础

1. 顾名思义，LPP 的工作理念，就是希望能够通过改善人们关键的生活领域（健康、家庭、目标和社区），来解决人们的成瘾问题（见第二章和第十一章）。

---

① CARF（Commission on Accreditation of Rehabilitation Facilities），康复机构认证协会。

2. LPP 不会使用任何"成瘾者"或"成瘾"的标签（见第六章和第七章），而是帮助人们探索自己负性行为（成瘾）背后的功能（"为什么你会喝酒、嗑药或建立不健康的亲密关系"）。

3. LPP 是以访客为中心、非指导性且非评判性的（与匿名戒瘾会不同），它接纳并帮助人们真实看待自己与自身的处境。改变和掌控访客的，是他们自己。

4. LPP 是一个赋能的项目。LPP 并不认为访客是有疾病、有障碍且不诚实的，LPP 认为访客有能力控制并改变自己的人生。

5. LPP 接受人们在物质使用上的不同目标，无论是完全戒瘾，还是适当使用。（况且，在性、爱、进食等领域，完全戒绝是不可能的。）

6. 人们可以在家里和日常生活中参与 LPP 项目，不需要让他们脱离已有的生活与人际关系来接受帮助、改善生活。

## 项目框架

### 八个模块

LPP 有八个读写模块，包括了视频与阅读材料，其中有超过五十个写作练习，主要是帮助访客思考自己的生活，如他们的情绪与生活处境，具体如下：

- ◆ 自我反思——反思你的健康 / 成瘾史
- ◆ 价值观——为你最重要的价值进行排序
- ◆ 动机——让想法转变为行为
- ◆ 奖赏——让改变成真的原因

- 资源——你已经拥有的东西，以及你需要进一步发展的技巧
- 支持——寻找你身边的支持
- 成熟——发现内心成熟的自己
- 更远大的目标——目标，目标，目标（见第十二章）

### 教练

- 访客将与一位接受过培训并且有经验的成瘾专业人士共同工作（他们可以选择教练的性别），教练会对访客提交的练习作出反馈，为他们提供建议、反馈和指导。
- 访客通过网络电话或视频与教练进行一对一的会谈。

## LPP 的理念

### 对成瘾的定义

成瘾是一个过程：

- 个体为了满足情绪与自我的需要，沉浸到一种体验之中。
- 这样的体验反而会造成负面影响，让人难以平衡地生活。
- 尽管有着负面影响，个体会越发依赖这种活动或体验带来的快感。

成瘾不是一种疾病：

对成瘾的非病理性理解让我们不再关注成瘾的化学致病原因，并不是特定的化学分子让我们的大脑陷入了成瘾状态，真正导致成瘾的，是人们尝试用药物、酒精或任何沉浸式体验，来解决焦虑或抑郁等情绪问题，并自我欺骗说服自己这样做是有价值的，说服自己能掌控自己的生活。

成瘾是一个生命的过程：

　　*成瘾就是人们通过沉浸到特定体验中来面对自己的生活。*

人们对特定体验（而不是特定药物）的成瘾：

　　*导致人们成瘾的不是成瘾的对象，而是他们与生活、人际关系和自身感受的互动方式。*

### 成瘾问题的解决方法

LPP 让人们能够提升生活空间与满意度，寻找成瘾背后的需求，并发现满足这些需求的资源，以日常且非成瘾性的方式来满足这些需求。LPP 帮助人们辨识成瘾背后的需求，并寻找其他能带来快乐的体验代替成瘾体验。

### LPP 的选择

LPP 帮助人们探索成瘾的体验，大多数访客认为他们的问题与药物、酒精或其他特定沉浸式体验相关，他们可以从以下项目中选择：酒精、药物、食物、性、色情作品、赌博、爱与关系等。

　　最后，LPP 提供的家庭项目包括了面向儿童与家庭的资源与支持。

### 生命历程家庭项目

　　扎克在斯坦顿的生命历程项目中开发了家庭子项目：生命历程家庭项目（Life Process Family Program，简称 LPFP）。LPFP 为那些有发展问题、行为问题与成瘾问题的孩子的家庭提供了重要资源和即时支持。

**工作对象**

LPFP 帮助父母与其他照料者发展能力，为自己、孩子和整个家庭作出积极的决定，包括成瘾问题的决定。孩子在外面的时候可能会喝酒、抽烟、嗑药、乱吃东西、对色情作品成瘾、沉迷于社交媒体或电子游戏，或有不健康的人际关系。有这些问题的孩子可能会对特定药物、活动或人表现出过度的投入，并因此导致他们无法正常生活。LPFP 帮助孩子交友、外出锻炼以及完成学业，这些也都是 LPP 的工作内容。

**愿景**

LPFP 希望在照料者与儿童之间建立有建设性的合作关系。受过培训且有经验的家庭与成瘾教练将帮助照料者培养孩子身上的积极品质，同时避免无效或者有害的批评与惩罚。

**目标**

父母常常告诉孩子，成瘾是一种疾病，他们必须接受药物治疗，或者参加以终身戒瘾为目标的支持团体。人们从学校、媒体、政府机构和治疗者那里接收到了这样的信息。实际上，完全戒瘾有时并不可能，尤其是购物成瘾、社交成瘾、电子产品与游戏成瘾。对年轻人来说，酒精的终身戒瘾可能也是不太现实的。

成瘾并不是一个终身判决，大多数让年轻人或者孩子感觉到不堪重负的东西，在他们逐渐长大、成熟，并且逐渐有着更确定的自我意识之后变得不那么艰难。LPFP 的参与者会学习如何以合作的方式帮助沉迷于食物、关系或电子产品的孩子，这意味着并不需要将这些东西完全从孩子的生活中剥离。如果孩子处在危险的情境中，那么稳定孩子的情况才应该是重中之重，而非马上戒瘾，这也是 LPFP 开展家庭工作的目标。孩子成瘾行为的任何改善背后，实际上隐藏着目标、成就与投入、沟通、人际关系、自我满足与自信心、成熟与对自己负责等方面的改善。

### 工作理念

成瘾并非完全由药物造成。它代表着个体完整的生活，与生活不可分割，而且我们无法将任何形式的成瘾与个体所在的家庭分割看待。告诉孩子他们无力掌控自己的成瘾，只会让他们持续这样的行为，而父母只能被动地接受这样的行为，双方都无法为他们的生活与成瘾负责。与此不同，LPFP 的访客学会了如何沟通与合作，以及在爱与陪伴中生活。

这不意味着父母需要为孩子的成瘾负责，但他们的确是孩子成瘾的一部分，同样受到了成瘾的影响。父母与孩子一起创造了家庭的情绪状态、沟通方式、对责任的态度、共同的目标和孩子的最终成熟。LPFP 就是针对这些成瘾中的关键因素开展工作。

LPFP 不仅仅是答题和阅读理解，参与这个项目意味着整个家庭的投入。当然，有时候孩子的问题行为出现得太早，导致孩子无法直接参与。但通常情况下，他们已经达到了能回答问题和做练习的年龄，或者至少能够对父母的提问与建议作出回应。当孩子太过年幼而没有能力作出回应时，父母可以通过孩子能理解的方式与孩子沟通，并参与成瘾与康复过程。

附录 D：额外资源

　　我们有些犹豫是否应该向孩子及其家庭推荐任何成瘾治疗项目。因为很不幸，美国许多成瘾治疗项目与支持小组都以病理性模型为依据，所以也具有我们在书中提到的很多缺点和不足之处。正如我们所言，病理性模型对成瘾的预防和治疗都可能造成反效果，对孩子来说尤其如此。

　　我们更推荐孩子和家庭去寻找焦点解决机构，而不是成瘾相关机构。我们认为，比起那些关注儿童或家庭成瘾疾病的项目，那些运用问题解决、危害降减、自我效能和自我控制理念的项目能提供更好的支持。

　　幸运的是，有一些团体通过为家庭和儿童赋能的方式来帮助他们叙述自己的人生故事（这些团体几乎从不为自己贴上成瘾治疗团体的标签）。以下我们推荐的项目都融合了这些理念，都尝试改善心理发展过程，注重成长的不同维度，帮助人们获得平衡，最终走向没有成瘾的生活。

　　一直以来斯坦顿都在自己著书的附录中推荐很多相关资源，如果你没有在我们的列表中找到你需要的资源，那么你可以在斯坦顿的网站（http：//www.peele.net）中获得更长、更全面的资源列表。

你也可以在扎克的播客节目——《社会交换》(*The Social Exchange*)(http://www.thesocialexchange.libsyn.com) 中找到最新的可靠资源。扎克会根据听众的反馈调整节目内容,每一期他都会采访一位专家(通常为一位有名的研究者或作家),并为听众提供实际且前沿的建议。

### 罗斯·格林的平衡生活

https://www.livesinthebalance.org

平衡生活是由临床儿童心理学家和《暴躁的孩子》的作者罗斯·格林博士创立的一个非公益组织。这个教育项目为家长和教育者们提供支持,在合作与积极解决方案(collaborative & proactive solutions,简称 CPS)理论模型的基础上帮助孩子成长,这个项目确保所有相关方能互相聆听,让每一个涉及个体的渴望与需求都得到尊重与实现。这个网站为人们提供了用户友好的指导,并鼓励人们用合作的方式帮助儿童。

### 菲茨杰拉德机构

https://www.thefitzgeraldinstitute.org

菲茨杰拉德机构是一个为父母与教育者提供亲子与教育培训项目的机构,由《互动之舞》的作者雅尼娜·菲茨杰拉德创立。雅尼娜和女儿爱琳·富尔尼耶(Erin Fournier)在全美(乃至全世界)范围内帮助家庭、学校和社区支持孩子成长。更重要的是,他们为孩子提供培训,帮助他们成为合作伙伴的一员。

在药物与酒精相关的成瘾治疗中,我们推荐以下机构:

## 社区强化与家庭培训

https: //www.robertjmeyersphd.com

社区强化与家庭培训为个体与家庭成员们提供了面对成瘾问题的工作框架（如第三章所述）。罗伯特·迈尔斯（Robert Meyers）博士在《帮助你所爱之人走出成瘾》（*Get Your Loved One Sober*）中引入了社区强化与家庭培训的概念，让人们可以不用通过抱怨、恳求和威胁去帮助自己在乎的人。

## 动机与改变中心

https: //motivationandchange.com

动机与改变中心（Center for Motivation and Change，简称CMC）拓展了社区强化与家庭培训的工作框架，人们可以在CMC创立者的《超越成瘾：科学与善意如何帮助人们改变》（*Beyond Addiction: How Science and Kindness Help People Change*）中了解该中心的工作理念 [作者为凯莉·威尔肯斯（Carrie Wilkens）、杰弗里·福特（Jeffrey Foote）、尼科尔·科桑克（Nicole Kosanke）和斯蒂芬妮·希格斯（Stephanie Higgs）]。CMC同时提供住院与门诊治疗，主要使用动机访谈技术来治疗物质滥用与行为成瘾问题，在其理念中接纳人们有能力作出永久性的改变。

## 危害降减治疗中心

https: //www.sfcenter.org

危害降减治疗中心是由帕特·丹宁（Patt Denning）和珍妮·利

特尔（Jeannie Little）创立的机构，从很多方面来说，该中心是成瘾者危害降减心理治疗领域的领军者，且一直以来都是旧金山湾区提供高质量个人与团体治疗的杰出机构。

## 合理药物政策家庭协会

http://fsdp.org

合理药物政策家庭协会（Families for Sensible Drug Policy，简称FSDP）是一个由不同家庭、专业人士与组织共同组成的全球联合协会，它代表了所有受到现有药物政策与药物成瘾影响的家庭。FSDP为家庭提供科普教育，并鼓励人们在科学、共情、公共卫生与人权的基础上为家庭提供全面的关照与渐进式的解决方案。它通过与相关人士合作，推进全面公共卫生策略、最佳医疗保险政策、基于现实的科普教育，以及家庭友好的药物政策改革。

## 美好生活中心

http://centerforoptimalliving.com

美好生活中心由安德鲁·塔塔斯基（Andrew Tatarsky）博士创立，这是一个位于纽约市的危害降减门诊治疗中心，为遇到物质滥用或其他成瘾问题，以及各类心理健康问题的人提供个体与家庭治疗。该中心帮助来访者根据自身问题、目标与选择制定不同的康复目标，以共情、合作与赋能作为工作理念，来促进来访者的积极改变。

## 实际康复中心

http://www.practicalrecovery.com

位于圣地亚哥市的实际康复中心由汤姆·霍瓦斯（Tom Horvath）博士创立，它为来访者提供非病理性、个人定制化的危害降减治疗，主要聚焦于帮助来访者建立更有意义的生活。实际康复中心为来访者提供创新的治疗，即定制化强化门诊治疗项目（individualized intensive outpatient program，简称 IIOP）。

### 圣·祖德静修中心 / 自由模型

https：//www.soberforever.net

圣·祖德静修中心是一个包括住院与门诊的治疗中心，它运用一种非病理性的自由模型治疗方法，主要聚焦于帮助人们远离成瘾与酗酒行为，并帮助人们拥有完全自由的意识。

# 拓展阅读

## Epigraphs

Lindsay Crouse. "Who Says Allie Kieffer Isn't Thin Enough to Run Marathons?" *New York Times*, October 27, 2018. https://www.nytimes.com/2018/10/27/sunday-review/allie-kieffer-weight-marathons-body.html

### Introduction: Why We Are Writing This Book

Stanton Peele. https://www.amazon.com/Stanton-Peele/e/B000APH1ZW

More susceptible to addiction. Maia Szalavitz, "The social life of opioids: New studies strengthen the ties between loss, pain, and drug use," *Scientific American*, September 18, 2017. https://www.scientificamerican.com/article/the-social-life-of-opioids/

but incorrect. Marc Lewis, "Why the disease definition of addiction does far more harm than good," *Scientific American*, February 9, 2018. https://blogs.scientificamerican.com/observations/why-the-disease-definition-of-addiction-does-far-more-harm-than-good/

is commonplace. Gene Heyman, "Quitting drugs: Quantitative and qualitative features," *Annual Review of Clinical Psychology*, Vol. 9:29-59, March 2013. http://www.annualreviews.org/doi/abs/10.1146/annurev-clinpsy-032511-143041

### 1: Addiction as a Developmental Process

Stanton Peele and Archie Brodsky, *Love and Addiction*. New York: Taplinger, 1975; Watertown, MA: Broadrow Publications, 2014.

Vietnam Veterans Three Years After Vietnam: How our study changed our view of heroin. Lee Robins, John Helzer, Michie Hesselbrock, and Eric Wish, "Vietnam Veterans three years after Vietnam: How our study changed our view of heroin," Problems of Drug Dependence (Proceedings of the Thirty-Ninth Annual Scientific Meeting of the Committee on Problems of Drug Dependence), 1977. https://onlinelibrary.wiley.com/doi/full/10.1111/j.1521-0391.2010.00046.x

Vietnam Veterans' Rapid Recovery from Heroin Addiction: A fluke or normal expectation?" Lee Robins, "Vietnam Veterans' rapid recovery from heroin addiction: A fluke or normal expectation," Addiction, Vol. 88: 1041-1054, 1993. http://www.rkp.wustl.edu/veslit/robinsaddiction1993.pdf

following message. Douglas Quenqua, "Rethinking addiction's roots, and its treatment," New York Times, July 10, 2011. https://www.nytimes.com/2011/07/11/health/11addictions.html

415 scientific reports of recovery. William White, Recovery/Remission from Substance Use Disorders: An analysis of reported outcomes in 415 scientific reports. Philadelphia: Philadelphia Department of Behavioral Health and Intellectual Disability Services and the Great Lakes Addiction Technology Transfer Center, 2012. http://www.williamwhitepapers.com/pr/file_download.php?fn=2012+Recovery-Remission+from+Substance+Use+DisordersFinal&ext=pdf

research found. Catalina Lopez-Qunitera, D.S. Hasin, J. de los Cobos, A. Pines, S. Wang, B.F. Grant, and C. Blanco, "Probability and predictors of remission from life-time nicotine, alcohol, cannabis or cocaine dependence: Results from National Epidemiological Survey on Alcohol and Related Conditions," Addiction, 2011 Mar; Vol. 106(3): 657–669. https://www.ncbi.nlm.nih.gov/pmc/articles/PMC3227547/

In a separate analysis. C. Blanco, R. Secades-Villa, O. Garcia-Rodriguez, M. Labrador-Mendez, S. Wang, and R.P. Schwartz, "Probability and predictors of remission from lifetime prescription drug use disorders: Results from the National Epidemiologic Survey on Alcohol and Related Conditions," Journal of Psychiatric Research, Vol. 47: 42-49, 2012. https://www.ncbi.nlm.nih.gov/pubmed/22985744

Maia Szalavitz asked. Maia Szalavitz, "Most people with addiction simply grow

out of it: Why Is this widely denied?" *Pacific Standard*, October 1, 2014. https://
psmag.com/social-justice/people-addiction-simply-grow-widely-denied-91605

Szalavitz emphasizes the treatment solution. Maia Szalavitz, "Addiction
doesn't always last a lifetime," *New York Times*, August 31, 2018. https://www.
nytimes.com/2018/08/31/opinion/addiction-recovery-survivors.html
(fn) a list. Ruth Fowler, "10 people revolutionizing how we study addic-
tion and recovery," *The Atlantic*, October 6, 2011. https://www.theatlantic.
com/health/archive/2011/10/10-people-revolutionizing-how-we-study-ad-
diction-and-recovery/246202/

quit a "massive" cocaine habit. "Mets Hernandez admits 'massive' co-
caine habit," *Los Angeles Times*, September 6, 1985. http://articles.latimes.
com/1985-09-06/news/mn-23679_1_keith-hernandez

ordinary developmental process. Marc Lewis, "Addiction and the brain: De-
velopment, not disease," *Neuroethics*, Vol. 10(1): 7-18.
https://link.springer.com/article/10.1007/s12152-016-9293-4

now drinks alcohol moderately. Maia Szalavitz, "It's time to reclaim the word
'recovery'," Addiction Treatment Forum, December 22, 2014.
http://atforum.com/2014/12/its-time-to-reclaim-the-word-recovery-by-maia-
szalavitz/

Stanton Peele and Ilse Thompson, *Recover! An empowering program to help
you stop thinking like an addict and reclaim your life*. Boston, Lifelong Books,
2015.

"A Really Good Thing Happening in America." David Brooks, "A really good
thing happening in America: A strategy for community problem-solving
does an extraordinary job at restoring our social fabric," *New York Times*,
October 18, 2018. https://www.nytimes.com/2018/10/08/opinion/collec-
tive-impact-community-civic-architecture.amp.html

childhood adversity measures. Stanton Peele and Alan Cudmore, "The seduc-
tive (but dangerous) allure of Gabor Maté," Psychology Today Blogs, Decem-
ber 5, 2011.
https://psychologytoday.com/blog/addiction-in-society/201112/the-seduc-
tive-dangerous-allure-gabor-mat

Angela Duckworth, *Grit: The power of passion and perseverance.* New York: Scribner, 2016.

who go to leading colleges. Benoit Denizet-Lewis, "Why are more American teenagers than ever suffering from severe anxiety?" *The New York Times Magazine*, October 11, 2017. https://www.nytimes.com/2017/10/11/magazine/why-are-more-american-teenagers-than-ever-suffering-from-severe-anxiety.amp.html

Maia Szalavitz has pointed out, "Addictions are harder to kick when you're poor: Here's why," The *Guardian*, June 1, 2016. https://www.theguardian.com/commentisfree/2016/jun/01/drug-addiction-income-inequality-impacts-recovery

## 2: Addictive Experiences

recognized by the American psychiatric establishment. Stanton Peele, "Addiction in society: Blinded by biochemistry," *Psychology Today*, June 9, 2016. https://www.psychologytoday.com/articles/201009/addiction-in-society-blinded-biochemistry

does not lead to addiction. Elly Vintiadis, "Is addiction a disease? The current medical consensus may very well be wrong." *Scientific American Blogs*, November 8, 2017. https://blogs.scientificamerican.com/observations/is-addiction-a-disease/

David Courtwright, *Dark Paradise: A history of opiate addiction in America.* Cambridge, MA: Harvard University Press, 1982.

Virginia Berridge, *Opium and the People: Opiate use and policy in 19th and early 20th century Britain* (rev. ed.). London: Free Association Books, 1998.

(fn) "Is Addiction a Disease? The current medical consensus about addiction may well be wrong." Elly Vintiadis, "Is addiction a disease? The current medical consensus may very well be wrong." *Scientific American Blogs*, November 8, 2017. https://blogs.scientificamerican.com/observations/is-addiction-a-disease/

"People Are Dying Because of Ignorance, Not Because of Opioids." Carl Hart, "People are dying because of ignorance, not opioids," *Scientific American*, November 1, 2017.

https://www.scientificamerican.com/article/people-are-dying-because-of-ignorance-not-because-of-opioids/

"The Social Life of Opioids: New studies strengthen ties between loss, pain and drug use." Maia Szalavitz, "The social life of opioids: New studies strengthen the ties between loss, pain and drug use." *Scientific American,* September 18, 2017. https://www.scientificamerican.com/article/the-social-life-of-opioids/

"Why the Disease Definition of Addiction Does Far More Harm than Good." Marc Lewis, "Why the disease definition of addiction does far more harm than good," *Scientific American,* February 9, 2018. https://blogs.scientificamerican.com/observations/why-the-disease-definition-of-addiction-does-far-more-harm-than-good/

Stanton noted at the time. Stanton Peele, "Prince's death and the opioid addiction/overdose myth," *Psychology Today Blogs,* June 26, 2016. https://www.psychologytoday.com/us/blog/addiction-in-society/201606/princes-death-and-the-opioid-addictionoverdose-myth

opioid hysteria websites. opioids.thetruth.com

published a critique. J.V. Pergolizzi, R.B. Raffa, G. Zampogna, et al., "Editorial: Comments and suggestions from pain specialists regarding the CDC's proposed opioid guidelines," *PAIN Practice,* September 7, 2016. http://onlinelibrary.wiley.com/wol1/doi/10.1111/papr.12475/full

extended study of prescribed opioid users. "Postsurgical prescriptions of opioid naïve patients and association with overdose and misuse: Retrospective cohort study," *BMJ* 2018:j5790. http://www.bmj.com/content/360/bmj.j5790

Marcia Angell. Marcia Angell, "Opioid nation," *NYRB,* December 6, 2018. https://www.nybooks.com/articles/2018/12/06/opioid-nation/

don't become addicted. Paul Hayes, "Many people use drugs—but here's why most don't become addicts," *The Conversation,* January 8, 2015. http://www.iflscience.com/health-and-medicine/many-people-use-drugs-here-s-why-most-don-t-become-addicts/

Survey depicts a day in a drug user's life, and it's pretty normal. Chloe Aiello, "Survey depicts a day in a drug user's life, and it's pretty normal," Cnbc.com, December 29, 2017. https://www.cnbc.com/amp/2017/12/29/survey-depicts-a-day-in-an-drug-users-life-and-its-pretty-normal.html

2016 National Survey on Drug Use and Health. R. Ahrnsbrak, J. Bose, S.L. Hedden, et al., *Key Substance Use and Mental Health Indicators in the United States: Results from the 2016 National Survey on Drug Use and Health.* Rockville, MD: Substance Abuse and Mental Health Services Administration, 2017. https://www.samhsa.gov/data/sites/default/files/NSDUH-FFR1-2016/NSDUH-FFR1-2016.htm

shown not to work. Scott Lilienfeld and Hal Arkowitz, "Why 'just say no' doesn't work: A popular program for preventing teen drug use does not help," *Scientific American*, January 1, 2014. https://www.scientificamerican.com/article/why-just-say-no-doesnt-work/

Stanton Peele, Archie Brodsky, and Mary Arnold, *The Truth About Addiction and Recovery.* New York: Simon & Schuster, 1991.

Stanton Peele, *7 Tools To Beat Addiction.* New York: Three Rivers Press, 2004.

Stanton Peele and Ilse Thompson, *Recover!: An empowering program to help you stop thinking like an addict and reclaim your life.* Berkeley, CA: Da Capo Press, 2014.

Michael Pollan, *How To Change Your Mind.* New York: Penguin, 2018.

what concerned him. Michael Pollan, "My adventures with the trip doctors," *New York Times Magazine*, May 15, 2018. https://www.nytimes.com/interactive/2018/05/15/magazine/health-issue-my-adventures-with-hallucinogenic-drugs-medicine.html

far more typical on the margins of society. Stanton Peele, "Why liberals love the disease theory of addiction, by a liberal who hates it," *Pacific Standard*, September 26, 2014. https://psmag.com/social-justice/liberals-love-disease-theory-addiction-liberal-hates-91098

McGovern said. Rhoda Fukushima, "The life and death of George McGovern's daughter," *Chicago Tribune*, June 24, 1996. http://articles.chicagotribune.com/1996-06-24/features/9606240120_1_alcoholism-relapses-death

52 such deaths per 100,000 in 2016. Centers for Disease Control and Prevention, *Drug overdose death data*. Washington, DC: Department of Health and Human Services, 2017. https://www.cdc.gov/drugoverdose/data/statedeaths.html

identifying every one of these opioid deaths. Brianna Ehley, "The immigrant doctor who's solving West Virginia's opioid crisis," *Politico Magazine*, May 2, 2018. https://www.politico.com/magazine/story/2018/05/02/west-virginia-opioids-immigrant-doctor-solution-218118
among middle-age male users. SciPol, "The opioid crisis is surging in black urban communities," *SciPol* (Duke University), March 9, 2018. http://scipol.duke.edu/content/opioid-crisis-surging-black-urban-communities

critic. Marcia Angell, "Drug companies & doctors: A story of corruption." *New York Review of Books*, January 15, 2009. https://www.nybooks.com/articles/2009/01/15/drug-companies-doctorsa-story-of-corruption/

Opioid Nation. Marcia Angell, "Opioid nation," *New York Review of Books*, December 6, 2018. https://www.nybooks.com/articles/2018/12/06/opioid-nation/

Chris McGreal, *American Overdose: The opioid crisis in three acts*. New York: Hachette, 2018.

aversion to pain. Stanton Peele, "Why do we now have a prescription drug use problem?" *Huffington Post*, May 30, 2011. https://www.huffpost.com/entry/why-do-we-now-have-a-pres_b_858687?ec_carp=602228221496122974

Carl Hart, *High Price: A neuroscientist's journey of self-discovery that challenges everything you know about drugs and society*. New York: Harper, 2013.

wet housing. Susan E. Collins, Seema L. Clifasefi, Elizabeth A. Dana, et al., "Where harm reduction meets housing first: Exploring alcohol's role in a project-based housing first setting," *International Journal of Drug Policy*, 23(2): 111-119, 2012.

https://www.ncbi.nlm.nih.gov/pmc/articles/PMC3726334/

in Time by Maia Szalavitz. Maia Szalavitz, "The wet house: Homeless people with alcoholism drink less when booze is allowed," *Time*, January 20, 2012. http://healthland.time.com/2012/01/20/the-wet-house-homeless-people-with-alcoholism-drink-less-when-booze-is-allowed/

interviews with the residents and staff. Collins et al. https://www.ncbi.nlm.nih.gov/pmc/articles/PMC3726334/

### 3: Expanding Life Experience

remarkable discovery. Gene Heyman, "Quitting drugs: Quantitative and qualitative features," *Annual Review of Clinical Psychology*, 9:29-59, 2013. https://www.annualreviews.org/doi/abs/10.1146/annurev-clinpsy-032511-143041

according to Liz Phair. Liz Phair, "Stray cat blues," *New York Times*, November 4, 2010. https://www.nytimes.com/2010/11/14/books/review/Phair-t.html

He described. "Ask Keith Richards: Do you still enjoy playing old songs?" *YouTube*, https://www.youtube.com/watch?v=GNTdj09LSzU&app=desktop.

Wikipedia biography. *Wikipedia*, "Richard Harris." https://en.m.wikipedia.org/wiki/Richard_Harris

Stanton Peele, Archie Brodsky, and Mary Arnold, *The Truth About Addiction and Recovery*. New York: Simon & Schuster, 1991.

Stanton Peele, *7 Tools To Beat Addiction*. New York: Three Rivers Press, 2004.

online version. Life Process Program. www.lifeprocessprogram.com

### 4: The Life Process of Children

Ross Greene, *The Explosive Child*. New York: Harper Paperback, 2014.

According to Greene. "Kids do well if they can." http://www.informationchildren.com/kids-do-well-if-they-can/

Rudolph Dreikurs, *A New Approach to Discipline*. New York: Dutton, 1990.

Leon Vygotsky, *Mind in Society: The development of higher psychological processes.* Cambridge, MA: Harvard University Press, 1978.

zone of proximal development. B.G. Lyons, "Defining a child's zone of proximal development," *American Journal of Occupational Therapy,* 38:446-51, 1984. https://www.ncbi.nlm.nih.gov/pubmed/6465269

**5: Children and Addiction**

2016 National Survey on Drug Use and Health. Center for Behavioral Health Statistics and Quality, *Results from the 2016 National Survey on Drug Use and Health: Detailed Tables.* Rockville, MD: SAMHSA, 2017. https://www.samhsa.gov/data/sites/default/files/NSDUH-DetTabs-2016/NSDUH-DetTabs-2016.pdf

she confessed. "Barrymore: 'I'm not sober,'" *World Entertainment News Network,* September 24, 2009. https://m.chron.com/entertainment/article/Barrymore-I-m-not-sober-1749954.php

dark and fearful place. Today, "Drew Barrymore: I was in a 'dark and fearful place' before Santa Clarita Diet,'" *Today.com.* https://www.today.com/video/drew-barrymore-i-was-in-a-dark-and-fearful-place-before-santa-clarita-diet-1193547843720

Childhood Drug Addiction: Drew Barrymore. Orchid Recovery Center, "Childhood drug addiction: Drew Barrymore," *Orchidrecoverycenter.com,* November 24, 2008. http://www.orchidrecoverycenter.com/blog/childhood-drug-addiction-drew-barrymore/

*Psychology Today.* Stanton Peele, "Drew Barrymore: Sober winemaking newlywed," *Psychologytoday.com,* June 5, 2012. https://www.psychologytoday.com/blog/addiction-in-society/201206/drew-barrymore-sober-winemaking-newlywed

continue drinking. Stanton Peele, "United States changes its mind on addiction—It's not a chronic brain disease after all." *Lifeprocessprogram.com,* November 20, 2009. http://www.peele.net/blog/091120.html

U.S. Surgeons General. Stanton Peele, "The solution to the opioid crisis," *Psychologytoday.com,* May 16, 2017. https://www.psychologytoday.com/blog/addiction-in-society/201703/the-solution-the-opioid-crisis gaming addiction was classified as a disorder. World Health Organization, "Gaming disorder," *Who.int*, September 2018. https://www.who.int/features/qa/gaming-disorder/en/

## 6: Diseases, Disorders and Self-Fulfilling Prophecies

Maia Szalavitz, *Unbroken Brain*. New York: Picador, 2017.

Marc Lewis, *The Biology of Desire: Why addiction is not a disease*. New York: PublicAffairs, 2016.

Surgeon General's 2016 Report on the opioid crisis. Stanton Peele, "The solution to the opioid crisis," *Psychologytoday.com*, May 16, 2017. https://www.psychologytoday.com/blog/addiction-in-society/201703/the-solution-the-opioid-crisis

Marc Lewis. Marc Lewis, "Why the disease definition of addiction does far more harm than good," *ScientificAmerican.com*, February 9, 2018. https://blogs.scientificamerican.com/observations/why-the-disease-definition-of-addiction-does-far-more-harm-than-good/

Stanton. Stanton Peele, "Open letter to Nora Volkow," *peele.net*, April 6, 2008. https://www.peele.net/blog/080406.html

2018 addiction series. PBS, *NOVA: Addiction*, October 17, 2018. https://www.pbs.org/wgbh/nova/video/addiction

"Dealing with Addiction." PBS, *Dealing with Addiction*, December 20, 2017. https://www.pbs.org/wgbh/nova/video/addiction

opioid deaths—both painkillers and heroin—topped record levels yet again. NIDA, *Overdose Death Rates*, August, 2018. https://www.drugabuse.gov/related-topics/trends-statistics/overdose-death-rates

Number of prescriptions for opioid painkillers drops dramatically in U.S. NBC News, "Number of prescriptions for opioid painkillers drops dramatically in U.S.," April 20, 2018. https://www.nbcnews.com/health/health-news/number-prescriptions-opioid-painkillers-drops-dramatically-u-s-n867791

opioid OD deaths still rose. CNBC, "West Virginia dispensed 31 million fewer pills—but opioid OD deaths still rose," January 22, 2018. https://www.cnbc.com/amp/2018/01/22/west-virginia-saw-drop-in-opioid-painkillers-prescribed-deaths-rose.html

"Why Our Drug Epidemic Is Worse than Ever." Stanton Peele, "Our drug epidemic is worse than ever," *Psychologytoday.com*, January 5, 2017. https://www.psychologytoday.com/us/blog/addiction-in-society/201706/our-drug-death-epidemic-is-worse-ever

"Why the Future is Always on Your Mind." Martin Seligman and John Tierney, "We aren't built to live in the moment," *New York Times*, May 19, 2017. https://www.nytimes.com/2017/05/19/opinion/sunday/why-the-future-is-always-on-your-mind.amp.html
diagnosed with ADHD and medicated increased by over 40 percent. Susanna Visser and Stephen Blumberg, "Trends in the parent-report of health care provider-diagnosed and medicated ADHD," *Journal of the American Academy of Child & Adolescent Psychiatry*, 53:34-46, 2014. https://www.sciencedirect.com/science/article/abs/pii/S0890856713005947

due to dopamine deficiencies in the brain. Ellen Littman, "Typical ADHD behaviors: Never enough? Why your brain craves stimulation," *ADDattitude*, (no date) accessed December 4, 2018. https://www.additudemag.com/brain-stimulation-and-adhd-cravings-addiction-and-regulation/
raise a culture-wide concern. Rachel Bluth, "ADHD numbers are rising, and scientists are trying to understand why," *Washington Post*, September 10, 2018. https://www.washingtonpost.com/amphtml/national/health-science/adhd-numbers-are-rising-and-scientists-are-trying-to-understand-why/2018/09/07/a918d0f4-b07e-11e8-a20b-5f4f84429666_story.html

"Generation Adderall." Casey Schwartz, "Generation Adderall," *New York Times*, October 12, 2016. https://www.nytimes.com/2016/10/16/magazine/generation-adderall-addiction.amp.html

Research on the effects of self-labeling. T. Moses, "Self-labeling and its effects among adolescents diagnosed with mental disorders," *Social Science and Medicine*, 68(3):570-78, 2009. https://www.ncbi.nlm.nih.gov/pubmed/19084313

Additional research. Dara Shifrer, "Stigma of a label: Educational expectations for high school students labeled with learning disabilities," *Journal of Health and Social Behavior*, 54(4):462-80, 2013. https://www.researchgate.net/publication/259207993_Stigma_of_a_Label_Educational_Expectations_for_High_School_Students_Labeled_with_Learning_Disabilities

any clinical picture of a kid is limited and time-bound. The Secret Teacher, "We are too quick to label children who aren't perfect," *Guardian*, June 20, 2015. https://www.theguardian.com/teacher-network/2015/jun/20/secret-teacher-too-quick-label-children-arent-perfect-adhd-dyslexia

Stanton Peele, *Diseasing of America*. San Francisco: Jossey-Bass, 1989.

## 7: Beyond Labeling

estimates appear to be increasing. "CDC finds mental health woes in one in five U.S. kids," *Cbsnews.com*, May 7, 2013. https://www.cbsnews.com/news/cdc-finds-mental-health-woes-in-one-in-five-us-kids/
MedicineNet. "Mental illness in children," *Medicinenet.com*, September 6, 2018. 1975; Watertown, MA: Broadrow Publications, 2014.

"Why Are More American Teenagers than Ever Suffering from Severe Anxiety?" Benoit Denizet-Lewis, "Why are more American teenagers than ever suffering from severe anxiety?" *New York Times*, October 11, 2017. https://www.nytimes.com/2017/10/11/magazine/why-are-more-american-teenagers-than-ever-suffering-from-severe-anxiety.amp.html

began asking incoming college freshmen. HERI, "CIRP freshman survey," heri.ucla.edu. https://heri.ucla.edu/cirp-freshman-survey/

it surged to 41 percent. Cooperative Institutional Research Program, *The American Freshman: National Norms Fall 2016*. Los Angeles: UCLA Higher Education Research Institute, 2017. https://www.heri.ucla.edu/monographs/TheAmericanFreshman2016.pdf

Angela Duckworth, *Grit: The power of passion and perseverance*. New York: Scribner, 2016.

## 8: Behavioral Addictions and What They Show Us

Stanton Peele and Archie Brodsky, *Love and Addiction*. New York: Taplinger, 1975; Watertown, MA: Broadrow Publications, 2014.

American Psychiatric Association, *Diagnostic and Statistical Manual of Mental Disorders* (5ᵗʰ ed.). Washington, DC: American Psychiatric Association, 2013. https://cchealth.org/aod/pdf/DSM-5%20Diagnosis%20Reference%20Guide.pdf

World Heath Organization, *International Classification of Diseases 11ᵗʰ Revision*. Geneva: WHO: 2018. https://icd.who.int/

## Chapter 9 : The Limits of the 12-Step Approach

Overall impact is harmful. Marc Lewis, "Why the disease definition of addiction does far more harm than good," *Scientific American Blogs*, February 9, 2018. https://blogs.scientificamerican.com/observations/why-the-disease-definition-of-addiction-does-far-more-harm-than-good/

he is labeled. Ruth Fowler, "10 people revolutionizing how we study addiction and recovery," *The Atlantic*, October 6, 2011. https://www.theatlantic.com/health/archive/2011/10/10-people-revolutionizing-how-we-study-addiction-and-recovery/246202/#slide10

After 75 years of Alcoholics Anonymous. Maia Szalavitz, "After 75 years of Alcoholics Anonymous, it's time to admit we have a problem," *Pacific Standard*, February 10, 2014. https://psmag.com/.amp/social-justice/75-years-alcoholics-anonymous-time-admit-problem-74268

an unconstitutional practice. Tom Horvath, "Court-ordered 12-step attendance is illegal," *Practical Recovery*, undated (accessed December 14, 2018). https://www.practicalrecovery.com/court-ordered-12-step-attendance-is-illegal/

hundreds of thousands of people annually. Stanton Peele, "The five ways hundreds of thousands of people are coerced into 12-step programs," *Raw Story*, "two years ago" (accessed December 14, 2018). https://www.rawstory.com/2016/12/the-five-ways-hundreds-of-thousands-of-people-are-coerced-into-12-step-programs/amp/

Panatalon pointed out. Ziba Kashef, "Yale scientist joins U.S. Nobel Conference to address addiction treatment," *Yale News*, October, 2015. https://news.yale.edu/2015/10/05/yale-scientist-joins-us-nobel-conference-address-addiction-treatment

Delray Beach, Florida. Lizette Alvarez, "Haven for recovering addicts now profits from their relapses," *New York Times*, June 20, 2017. https://www.

nytimes.com/2017/06/20/us/delray-beach-addiction.html

"I am an addict." Stanton Peele, "Philip Seymour Hoffman was taught to be helpless before drugs," *Reason*, February 4, 2014. https://reason.com/archives/2014/02/04/what-the-philip-seymour-hoffman-story-te

cause of Hoffman's death. Stanton Peele, "Rehab as cause of death," *Psychology Today Blogs*, July 15, 2013. https://www.psychologytoday.com/us/blog/addiction-in-society/201307/rehab-cause-death

offer equivalent benefits. Tracy Chabala, "SMART, LifeRing, and Women for Sobriety are as effective as AA, study shows," *The Fix*, March 20, 2018. https://www.thefix.com/smart-lifering-and-women-sobriety-are-effective-aa-study-shows

after the first month. *Rational Recovery*, "Why people drop out of AA," 1992. https://rational.org/index.php?id=56

## Chapter 10 : Recovery in the Real World

CDC issued a report. CDC, "Suicide rising across the U.S.: More than a mental health concern," *Vital Signs*, 2018. https://www.cdc.gov/vitalsigns/suicide/

How Suicide Quietly Morphed Into a Public Health Crisis. Benedict Carey, "How suicide quietly morphed into a public health crisis," *New York Times*, June 8, 2018. https://www.nytimes.com/2018/06/08/health/suicide-spade-bordain-cdc.html

research. T. Moses, "Self-labeling and its effects among adolescents diagnosed with mental disorders," *Social Science and Medicine*, Feb;68(3):570-8, 2009. https://www.ncbi.nlm.nih.gov/pubmed/19084313

Richard Friedman declared. Richard Friedman, "Suicide rates are rising: What should we do about it," *New York Times*, June 11, 2018. https://www.nytimes.com/2018/06/11/opinion/suicide-rates-increase-anthony-bourdain-kate-spade.html

mythical narrative. Editorial, "An opioid crisis foretold," *New York Times*, April 21, 2018. https://www.nytimes.com/2018/04/21/opinion/an-opioid-crisis-foretold.html

disproved by research. Jacob Sullum, "America's war on pain pills is killing addicts and leaving patients in agony," *Reason*, April, 2018. http://reason.com/archives/2018/03/08/americas-war-on-pain-pills-is

declined dramatically. Associated Press, "Number of prescriptions for opioid painkillers dropped dramatically in U.S.," *NBC News*, April 20, 2018. https://www.nbcnews.com/news/amp/ncna867791

continue to accelerate. NIDA, "Overdose death rate," *National Institute on Drug Abuse*, August, 2018. https://www.drugabuse.gov/related-topics/trends-statistics/overdose-death-rates

Stanton Peele and Ilse Thompson, *Recover!: An empowering program to help you stop thinking like an addict and reclaim your life*. Berkeley, CA: Da Capo, 2015.

redefined recovery. Stanton Peele, "The meaning of recovery has changed, you just don't know it," *Psychology Today Blogs*, February 1, 2012. https://www.psychologytoday.com/us/blog/addiction-in-society/201202/the-meaning-recovery-has-changed-you-just-dont-know-it
remains incredibly profitable. Lizette Alvarez, "Haven for recovering addicts now profits from their relapses," *New York Times*, June 20, 2017. https://www.nytimes.com/2017/06/20/us/delray-beach-addiction.html

Koren Zailckas, *Smashed: Story of a drunken girlhood*. New York: Viking, 2005.

She now writes novels about people who aren't alcoholics. Koren Zalickas, *The Drama Teacher*. New York: Crown, 2018. https://www.publishersweekly.com/9780553448092

to avoid and to escape this identity. Life Process Program, "Alcoholic denial—can it help you to recover from addiction?", Lifeprocessprogram.com, undated (accessed December 18, 2018). https://lifeprocessprogram.com/alcoholic-denial-can-help-recover-addiction/

## Chapter 11: Raising Our Non-Addicted Next Generation

deciding not to have children. Claire Cain Miller, "Americans are having fewer babies. They told us why." *New York Times*, July 5, 2018. https://www.nytimes.com/2018/07/05/upshot/americans-are-having-fewer-babies-they-told-us-why.html
reproduced for decades. Stanton Peele, "The new thalidomide," *Reason*, July, 1990.https://www.peele.net/lib/thalidomide.html

*Harvard Medical School Health Blog.* Howard LeWine, "Drinking a little alcohol early in pregnancy may be okay," *Harvard Medical School Health Blog*, January 8, 2018. https://www.health.harvard.edu/blog/study-no-connection-between-drinking-alcohol-early-in-pregnancy-and-birth-problems-201309106667

*less likely.* Lillian Gleiberman, Ernest Harburg, Wayne deFranceisco, and Anthony Schork, "Familial transmission of alcohol use: V. Drinking patterns among spouses, Tecumseh, Michigan," *Behavior Genetics*, 22(1):63-79, 1992. http://citeseerx.ist.psu.edu/viewdoc/download?doi=10.1.1.587.751&rep=rep1&type=pdf

Amy Klobuchar, *The Senator Next Door: A memoir from the heartland.* New York: Holt, 2015.

brief intervention. Ziba Kashef, "Yale scientist joins U.S. Nobel Conference to address addiction treatment," *Yale News*, October 5, 2015. https://news.yale.edu/2015/10/05/yale-scientist-joins-us-nobel-conference-address-addiction-treatment

research by Vincent Felitti. Vincent Felitti, Robert Anda, Dale Nordenberg, David Williamson, et al., "Relationship of child abuse and household dysfunction to many of the leading causes of death in adults: The Adverse Childhood Effects (ACE) study," *American Journal of Preventive Medicine*, 14(4):245-58, 1998. http://www.ajpmonline.org/article/S0749-3797(98)00017-8/fulltext

Stanton is not on board with the idea of restricting one's life to a recovering identity. Stanton Peele, "Count me out of 'Recovery Nation'—Negative self-identity is the cruelest stigma of all," *Life Process Program*, undated (accessed December 19, 2018). https://lifeprocessprogram.com/count-me-out-of-recovery-nation-negative-self-identity-is-the-cruelest-stigma-of-all/

## Chapter 12: Developing Purpose, Efficacy, and Independence

"Why Are More American Teenagers Than Ever Suffering From Severe Anxiety?" Benoit Denizet-Lewis, "Why are more American teenagers than ever suffering from severe anxiety," *New York Times*, October 11, 2017. https://www.nytimes.com/2017/10/11/magazine/why-are-more-american-teenagers-than-ever-suffering-from-severe-anxiety.amp.html

Alissa Quart, *Hothouse Kids: How the pressure to succeed threatens childhood*. New York: Penguin, 2006.

The findings of this 95-year study. Jeff Haden, "This 95-year Stanford study reveals 1 secret to living a longer, more fulfilling life," *Time*, June 11, 2018. https://www.inc.com/jeff-haden/this-95-year-stanford-study-reveals-1-secret-to-living-a-longer-more-fulfilling-life.html

Motivational interviewing. Rhonda Campbell, "Five principles of Motivational Interviewing," *Chron*, March 19, 2018. https://work.chron.com/5-principles-motivational-interviewing-1836.html
A review of every systematic study of alcoholism treatment. William Miller and Reid Hester, *Handbook of Alcoholism Treatment Approaches: Effective Alternatives* (3rd ed.). Boston: Allyn and Bacon, 2002.

Pantalon's research group. Ziba Kashef, "Yale scientist joins U.S. Nobel Conference to address addiction treatment," *Yale News*, October 5, 2015. https://news.yale.edu/2015/10/05/yale-scientist-joins-us-nobel-conference-address-addiction-treatment

self-efficacy. William Miller, *Motivational Enhancement: Therapy with drug abusers*. Albuquerque, NM: Center on Alcoholism, Substance Abuse, and Addictions (CASAA). https://casaa.unm.edu/download/METManual.pdf

Carol Dweck, *Mindset*. New York: Ballantine, 2007.

## Chapter 13: Overcoming Addiction

Life Process Program. https://lifeprocessprogram.com/

Stanton Peele and Archie Brodsky, *Love and Addiction*. New York: Taplinger, 1975; Watertown, MA: Broadrow Publications, 2014.

Martin Seligman, *Learned Optimism*. New York: Vintage, 1990, 2006.

Addiction is a Disease of Free Will. Nora Volkow, "Addiction is a disease of free will," *Huffington Post*, June 12, 2016. https://www.huffpost.com/us/entry/7561200/amp

Frequent features about addiction. Shreeya Sinha, Zach Lieberman, and Leslye Davis. "Heroin addiction explained: How opioids hijack the brain," *New York Times*, December 19, 2018. https://www.nytimes.com/interactive/2018/us/addiction-heroin-opioids.html

Betty Smith, *A Tree Grows in Brooklyn*. New York: Harper, 1943, 2018 (75th Anniversary Edition).

Jeannette Walls, *The Glass Castle*. New York: Scribner, 2005.

Christina Baker Kline, "Trespassing in Christina's world," *New York Times*, February 17, 2017. https://www.nytimes.com/2017/02/17/well/family/trespassing-in-christinas-world.amp.html

### Chapter 14: Conclusion: The American Delusion

Suicide Prevention is More than Talking Somebody Out of Taking Their Life. Jessica Ravitz, "Calls to suicide prevention hotline spiked after celebrity deaths," *ABC17 News*, June 13, 2018. https://www.abc17news.com/health/calls-to-suicide-prevention-hotline-spiked-after-celebrity-deaths/752584639

Johann Hari, *Lost Connections*. London: Bloomsbury, 2018.